Der Nervenschußschmerz

Kriegschirurgische Studie

von

Privatdozent Dr. Schloessmann
Oberarzt der chirurgischen Universitätsklinik Tübingen

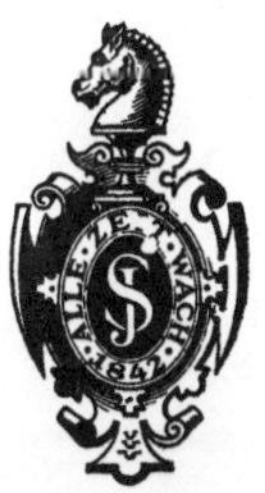

Springer-Verlag Berlin Heidelberg GmbH

ISBN 978-3-642-98257-6   ISBN 978-3-642-99068-7 (eBook)
DOI 10. 1007/978-3-642-99068-7

Sonderabdruck aus der Zeitschrift für die gesamte Neurologie
und Psychiatrie Orig. Band XXXV, Heft 5

Inhaltsübersicht:

Inhaltsübersicht

Einleitung.

Unter den zahlreichen Gebieten der kriegsärztlichen Wissenschaft, die durch den gegenwärtigen Krieg mit seinem überreichen Material eine ungewöhnliche Förderung in Forschung und Erkenntnis erfahren haben, stehen die Schußverletzungen der peripheren Nerven obenan. Chirurgen und Neurologen haben gemeinsam an der Bearbeitung des unerschöpflich sich vergrößernden Materials sich beteiligt. Alte, unrichtige, bislang stillschweigend übernommene Anschauungen vermochten der Fülle der Nachprüfungen nicht standzuhalten und mußten über Bord geworfen werden. Neu auftauchende Ideen, neu gemachte Beobachtungen wurden sofort der Kontrolle einer fortlaufenden Kritik unterworfen, die unter diesen Umständen erstaunlich rasch Richtiges von Falschem zu scheiden vermochte. Neu gewiesene Bahnen der Behandlung und Heilung konnten sofort und — nach jetzt zweijähriger Kriegsdauer — schon so weit beschritten werden, daß der Erfolg über ihren Wert oder Unwert bereits zu entscheiden vermag.

Die Literatur über Kriegsverletzungen der peripheren Nerven ist dementsprechend zu sehr beträchtlichem Umfange angeschwollen und wächst dauernd weiter. Die Fragen der Diagnostik und der Beurteilung vorliegender Nervenverletzungen sind mit der Zeit abgelöst worden durch Erörterungen über die Behandlungsweise und die Operationsindikationen. Auf breitem Raum haben sich sodann die Verhandlungen bewegt über das chirurgische Vorgehen selbst, über Neurolyse und Resektion, über Naht, Pfropfung, Plastik, Zwischenschaltung usw., bis allmählich die Zeit herangereift war, in der die ersten statistischen Zusammenfassungen über das Ergebnis der Gesamtarbeit, über Erfolg und Mißerfolg der den peripheren Nervenverletzungen zugewandten Bemühungen gebracht werden konnten.

Unterzieht man diese Kriegsliteratur einer speziellen Durchsicht, so fällt auf, daß zwei Begleiterscheinungen der peripheren Nervenschüsse sich durchweg einer etwas stiefmütterlichen Behandlung erfreuen. Es sind dies die trophischen Störungen und die Nervenschußschmerzen. Die in eigenartiger Vielgestalt auftretenden trophischen Störungen haben allerdings in letzter Zeit mehr und mehr das Interesse auf sich gezogen. Ich erinnere hier an die Veröffentlichungen von

Riedel[1]), Reznicek[2]), Steinberg[3]), Thöle[4]) u. a. Demgegenüber finden sich die nach Nervenverletzungen auftretenden Schmerzzustände in den meisten Arbeiten zwar erwähnt, aber gewöhnlich mehr nebenbei, wie etwas, über das sich nicht sehr viel oder nichts Bestimmtes sagen läßt. Nur eine einzige Veröffentlichung hat bisher den Nervenschußschmerz an sich zu ihrem Thema gemacht, die von Kaiser[5]). Sonst sind nur in den Arbeiten von Thöle (l. c.) Perthes[6]), Spielmeyer[7]), Oppenheim[8]), Nonne[9]) u. a. kürzere Ausführungen über die sog. „Schußneuralgien" enthalten.

Daß in Wirklichkeit diese Schußschmerzen durchaus nicht untergeordneter Natur sind, weiß jeder, der sich im laufenden Kriege mit der Behandlung von Nervenschüssen näher befaßt hat. Er weiß, welche zuweilen unerhörte Qualen diese Nervenschmerzen bereiten können, weiß, wie sie den nervösen Allgemeinzustand des Verletzten, seine psychische Widerstandskraft auf ärgste zerrütten können und mit welcher Hartnäckigkeit sie oft allen Behandlungsversuchen zu trotzen vermögen.

Die sog. „Schußneuralgie" besitzt aber auch noch andere in klinischer und pathologischer Hinsicht nicht uninteressante Eigentümlichkeiten. Wir sehen sie z. B. bei einem Verwundeten als Begleiterscheinung der Schußverletzung eines bestimmten Nerven. Nebenbei haben wir einen zweiten Verwundeten mit anscheinend genau derselben Nervenverletzung, mit gleichem Sitz, gleichen motorischen und sensiblen Störungen — aber ohne jede Spur von Schmerzen. In einer Reihe von Fällen setzen die Schmerzen sofort nach der Verwundung ein, in anderen erst nach Tagen, Wochen, ja Monaten. Einmal verläuft der Nervenschuß mit nur leicht schmerzhaften Parästhesien, das andere

[1]) Riedel, Über trophische Störungen bei den Kriegsverletzungen der peripheren Nerven. Münch. med. Wochenschr. 1916, Nr. 25.

[2]) Reznicek, Über vasomotorische und trophische Störungen bei den Kriegsverletzungen der peripheren Nerven. Wiener klin Wochenschr. 1915, Nr. 20.

[3]) Steinberg, Trophische Störungen bei Schußverletzungen peripherer Nerven. Wiener klin. Wochenschr. 1915, Nr. 31.

[4]) Thöle, Kriegsverletzungen peripherer Nerven. Bruns Beitr. 1915, 11. Kriegschirurg. Heft.

[5]) Kaiser, Über Neuralgien nach Schußverletzungen und über Nervenmechanik. Bruns Beitr. 1915, 11. Kriegschirurg. Heft.

[6]) Perthes, Über Fernschädigungen peripherischer Nerven durch Schuß und über die sog. Kommotionslähmungen der Nerven bei Schußverletzungen. Deutsche med. Wochenschr. 1916, Nr. 28.

[7]) Spielmeyer, Zur Klinik und Anatomie der Nervenschußverletzungen. Berlin 1915. Julius Springer.

[8]) Oppenheim, Über Kriegsverletzungen des peripheren und zentralen Nervensystems. Kriegsärztl. Vorträge I, Berlin 1915. — Ergebnisse der kriegsneurologischen Forschung. Berliner klin. Wochenschr. 1915, Nr. 45.

[9]) Nonne, Über Kriegsverletzungen der peripheren Nerven. Med. Klin. 1915, Nr. 18 u. 19.

Mal mit Schmerzen, die für Neuritis typisch sind, im dritten Fall mit den mehr oder weniger vollkommen ausgeprägten Symptomen der schwersten Neuralgie.

Woher kommen diese Verschiedenheiten?

Ist es möglich, Beziehungen zu finden zwischen dem Auftreten des Schußschmerzes und der Art der anatomischen Nervenverletzung, den Mitverletzungen der Umgebung, der Lokalisation des Schusses in der Nervenbahn? Und lassen sich vielleicht aus solchen Wechselbeziehungen Schlüsse ziehen auf das Wesen und die Entstehung des Nervenschußschmerzes?

Um der Klärung dieser Frage näher zu kommen, hatte ich schon bald nach Kriegsbeginn begonnen, das Material an Nervenschußverletzungen, das in der Abteilung Chirurgische Klinik des Reservelazaretts II Tübingen zur Behandlung kam, einer besonderen, auf die Nervenschmerzen gerichteten Beobachtung und Untersuchung zu unterwerfen. Über die ersten bestimmten Eindrücke und Ergebnisse, die ich dabei gewann, habe ich im Juli 1915 im Medizinisch-naturwissenschaftlichen Verein Tübingen berichtet[1]). Ich konnte mich damals, nach achtmonatiger Kriegsdauer, auf eine Summe von 128 Nervenschüssen stützen, von denen 120 operativ behandelt waren. Seitdem ist die Beobachtung fortgesetzt weitergeführt worden bis zum Ende des zweiten Kriegsjahres.

Die Gesamtzahl der in dieser Zeit (1. August 1914 bis 1. August 1916) in der chirurgischen Klinik behandelten Nervenverwundungen beträgt 226. Bei 218 unter ihnen wurde auf das Vorhandensein von Nervenschußschmerzen näher untersucht. Diese 218 Fälle bilden also die Grundlage der folgenden Ausführungen.

I. Häufigkeit und Vorkommen.
1. Allgemeine Häufigkeit der Nervenschußschmerzen.

Nervenschmerzen sind als Begleiter von Nervenschüssen im allgemeinen häufiger, als es bei gewöhnlicher Betrachtung den Anschein hat. Wenn man sich zur Feststellung ihres Vorkommens allerdings nur auf fremde Krankengeschichtsangaben stützen wollte, würde man diesen Eindruck nicht immer gewinnen. Besonders in der ersten Zeit der Verwundung können sich Nervenschmerzen, die nicht sehr heftig sind, verhältnismäßig leicht der Beobachtung des behandelnden Arztes entziehen. Man betrachtet die vom Kranken geklagten Schmerzen vorerst als Wundschmerzen oder als zusammenhängend mit der vielleicht vorhandenen Schußfraktur und nimmt fürs erste keine besondere Notiz davon. Sind die nervösen Schmerzzustände dann wirklich nicht er-

---

[1]) Schloessmann, Über neuralgische Zustände nach Schußverletzungen der peripheren Nerven. Münch. med. Wochenschr. 1915, Nr. 39, S. 1291.

heblich und bald abklingend, so können sie nach einiger Zeit verschwunden sein, ohne daß sie überhaupt zur ärztlichen Erkenntnis kamen. Gewöhnlich geht es bei Schußschmerzen leichteren Grades — wenn sich ihnen die ärztliche Aufmerksamkeit nicht von vornherein nachdrücklich zuwendet — so, daß sie erst dann als Nervenschmerzen erkannt werden, wenn sie die Zeit der Wundheilung über Gebühr überdauern. Aus diesem Grunde sind Krankengeschichtsangaben über Schmerzverhältnisse, die man selbst mit Hilfe des Verletzten nicht mehr nachprüfen kann, nicht ohne weiteres für eine Sammelforschung verwertbar.

Der Verwundete selbst bewahrt den durchgemachten Schmerzen, auch den leichteren und bald abgeklungenen, meist ein recht treues Gedächtnis. Oft vermag er nach Jahr und Tag noch erstaunlich sichere Angaben zu machen, während das Gegenteil auffällig selten ist und sich höchstens bei Menschen findet, die am Ende einer monatelangen Leidenszeit angelangt, vergessen haben, was sie im einzelnen durchmachen mußten.

Viel klarer und einfacher liegen die Dinge, wenn die Schußschmerzen von vornherein in ihrer schweren Form oder gar mit voller Wucht auftraten. Sie beherrschen dann das Krankheitsbild jeder Verletzung in einer Weise, daß ein Übersehenwerden ausgeschlossen ist, ja, daß oft, längst nachdem die Schußwunde verheilt war, die „Schußneuralgie" gewissermaßen als Krankheit für sich bestehen bleibt.

Nach Angaben, die sich in der Literatur finden, gehen die Beobachtungen der einzelnen Autoren über die Beteiligung der Schußschmerzen an den Nervenschußverletzungen recht auseinander. Thöle (l. c.) fand unter 46 Nervenschüssen 24 mal stärkere neuralgische Schmerzen. Ähnlich bezeichnen Oppenheim[1]), Kaiser, Auerbach[2]) und Donath[3]) starke Neuralgien als häufig. Nonne (l. c.) konnte bei 152 Nervenschußverletzungen wirklich ungewöhnlich heftige Neuralgien nur in 3 Fällen, leichtere Neuralgien in 8 Fällen beobachten. Kirschner[4]), Hirschel[5]), Bruns[6]) und Borchardt[7]) sahen dagegen nur selten und vereinzelt Nervenschußschmerzen unter ihrem Material.

[1]) Oppenheim, Zur Kriegsneurologie. Berliner klin. Wochenschr. 1914, Nr. 48.

[2]) Auerbach, Zur Behandlung der Schußverletzungen peripherischer Nerven. Deutsche med. Wochenschr. 1915, Nr. 9.

[3]) Donath, Wiener klin. Wochenschr. 1915, S. 764.

[4]) Kirschner, Über Schußverletzungen der peripheren Nerven. Deutsche med. Wochenschr. 1915, Nr. 11.

[5]) Hirschel, Erfahrungen über Schußverletzungen der Nerven usw. Deutsche Zeitschr. f. Chir. 132, 567.

[6]) Bruns, Über die Indikationen zu den therapeutischen, speziell den chirurgischen Maßnahmen bei den Kriegsverletzungen des Nervensystems usw. Berliner klin. Wochenschr. 1915, Nr. 38.

[7]) Borchardt, Schußverletzungen peripherer Nerven. Bruns Beitr. 97, 233.

Eine genaue statistische Verfolgung des Häufigkeitsverhältnisses der Nervenschußschmerzen ergibt nun folgendes:

Unter 218 peripheren Nervenschüssen aller Art waren 129 nachweislich von allen Schmerzerscheinungen frei geblieben. 89 verliefen mit Nervenschmerzen. Von diesen 89 Fällen ließen sich nur 15 als wirklich leichte Fälle ansprechen, die übrigen 74 mußten als mittelschwer und schwer bezeichnet werden.

Als leichte Fälle wurden diejenigen Schmerzformen verstanden, die in ihrer Intensität oder ihrer zeitlichen Ausdehnung unterhalb eines gewissen Schwellenwertes blieben. Als solchen betrachtete ich den Umstand, daß sie für ihren Träger auf die Dauer keine wesentliche Beeinträchtigung des allgemeinen Befindens bedeuteten. Als Vorbedingung wurde aber auch für sie das Vorhandensein richtiger Schmerzen erachtet. Reine Parästhesien, Gefühle wie Elektrisiertwerden, auch Parästhesien mit nur leicht schmerzhaftem Charakter blieben grundsätzlich unberücksichtigt.

Bringt man die vorstehenden Zahlen ins Prozentverhältnis, so ergibt sich aus unserem Material, daß die Schußverletzungen peripherer Nerven in 40% von Nervenschmerzen gefolgt sind, und daß unter diesen Schußschmerzen die überwiegende Mehrzahl, nämlich 80% in der mittelschweren oder schweren Form auftreten.

2. Häufigkeit bei Verletzung einzelner Nerven.

Die statistische Zusammenstellung des Materiales der Nervenschußschmerzen ergibt aber noch weitere Tatsachen. Es zeigt sich nämlich, daß die Schmerzbildung in den verschiedenen Nerven mit ganz verschiedener Häufigkeit auftritt. Wir sehen die Schußverletzungen gewisser Nerven oder Nervenabschnitte ganz auffällig häufig — ja fast regelmäßig — von Schmerzen begleitet, während an anderen Nerven die Verletzung nur selten und nur gelegentlich Schmerzen nach sich zieht.

Auf diese eigenartigen Zusammenhänge ist bereits in der Literatur verschiedentlich hingewiesen worden. So sagt z. B. Spielmeyer[1]), daß bei Plexus- und Ischiadicusschüssen die Nervenschmerzen am regelmäßigsten und quälendsten seien. Denselben Eindruck hatte Gerulanos[2]) schon durch seine Beobachtungen im Balkankriege 1912/13 gewonnen. Bernhardt[3]), Bruns[4]) und Reznicek (l. c.) be-

---

[1]) Spielmeyer, Zur Frage der Nervennaht. Münch. med. Wochenschr. 1915, Nr. 2, S. 58.

[2]) Gerulanos, Schußverletzungen der peripheren Nerven aus dem Balkankriege. Bruns Beitr. **91**, 231. 1914.

[3]) Bernhardt, Die Kriegsverletzungen der peripherischen Nerven. Berliner klin. Wochenschr. 1915, Nr. 13.

[4]) Bruns, Kriegsneurologische Beobachtungen und Betrachtungen. Neurol. Centralbl. 1915, S. 12.

stätigen dasselbe für diesen Krieg. Thöle (l. c.) stellt fest, daß unter 24 Fällen mit Schußschmerzen, die er beobachtete, die Häufigkeit der „neuralgischen Zustände" am größten war bei den Ischiadicusläsionen (in 7 von 8 Fällen!), während Radialis- und Ulnarisverletzungen sich verhältnismäßig gleich verhielten und Medianusverletzungen wieder etwas häufiger von Schmerzen gefolgt waren (6 mal unter 14 Fällen). Von 4 Plexusschüssen sah Thöle nur einen einzigen, allerdings sehr schmerzhaft verlaufen.

Nach den Erfahrungen an unserer Klinik entfällt der größte Prozentsatz der Schußschmerzen auf Schüsse des Halsplexus, des gemeinsamen Achselplexus und des Ischiadicusstammes, ein wesentlich geringerer Prozentsatz auf die isolierten Verletzungen des Medianus und Ulnaris und der weitaus kleinste auf Radialis- und Peroneusschüsse. Im einzelnen stellt sich das Häufigkeitsverhältnis in unserem Material folgendermaßen dar.

Es verliefen mit Nervenschmerzen:

unter 23 Schüssen des Halsplexus . . . . 18 = 78%
  „   27 Schüssen des Achsel- und Oberarmplexus . . . . . 21 = 77%
  „   46 Ischiadicusschüssen . . . . 31 = 67%
  „   22 Medianusschüssen . . . . 4 = 18%
  „   29 isolierten Ulnarisschüssen . . . . 4 = 14%
  „   20 isolierten Peroneusschüssen . . . . 2 = 10%
  „   51 isolierten Radialisschüssen . . . . 5 = 9%

Um dem Verständnis der Beziehungen des Schußschmerzes zu bestimmten Nervenschüssen näherzukommen, ist erforderlich, daß man sich von der aus der klinischen und diagnostischen Praxis uns geläufigen Betrachtungsweise der peripheren Nerven freimacht. Wir dürfen den einzelnen verletzten Nerven nicht im Sinne der beschreibenden Anatomie als eine begrenzte Einheit, als ein Organ für sich auffassen, sondern nur als bestimmten Teil eines einheitlichen Leitungskabels, welches vom Rückenmark in die Extremität eintritt und diese bis in ihre Spitzen durchzieht. Wir bemerken jetzt sofort, daß — im Rückblick auf die obige Zusammenstellung — die Nervenschußschmerzen um so seltener sich zeigen, je mehr in der Peripherie der verletzte Nerv liegt, daß sie um so regelmäßiger folgen, je weiter zentralwärts das Extremitätenkabel getroffen wurde.

Die Lokalisation der Verletzungen in der Nervenbahn spielt also offenkundig eine mitbestimmende Rolle für die Häufigkeit des Auftretens von Schußschmerzen.

Wenn man einmal versucht, wie in nebenstehender Abbildung geschehen, die Nervenschüsse nach ihrem topographischen Sitze im Verlaufe der peripheren Nervenbahnen in ein Schema einzuordnen, so treten die genannten Wechselverhältnisse sofort recht anschaulich hervor.

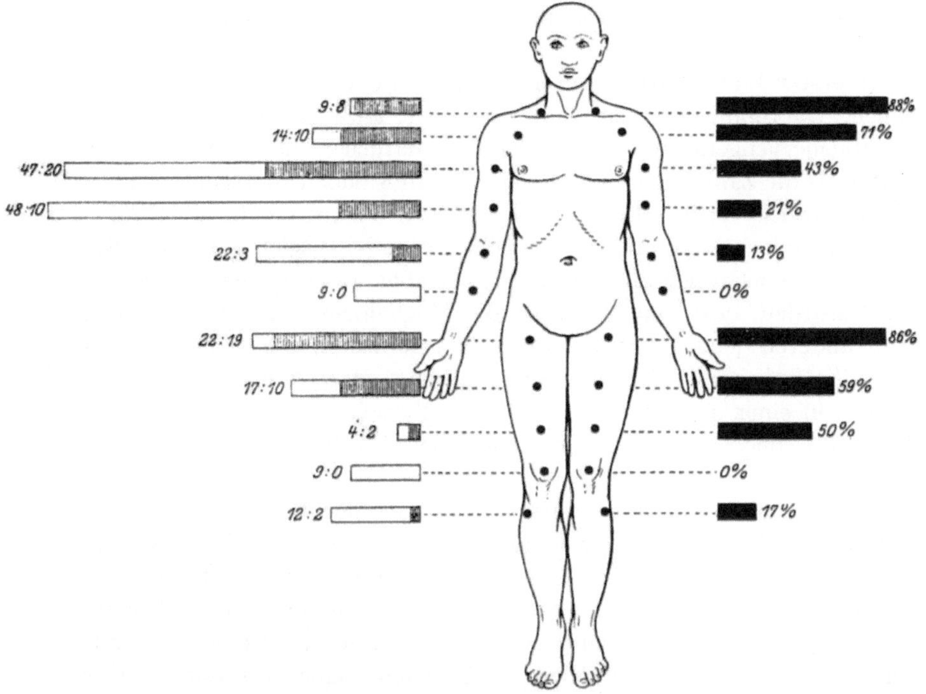

Fig. 1. **Links** ist das Verhältnis der schmerzfreien (weißen) zu den schmerzbehafteten (schraffierten) Nervenverletzungen in verschiedener Höhe des peripheren Nervenstammes angegeben. (Man beachte das nach der Peripherie zunehmende Überwiegen der schmerzfreien Fälle!) — **Rechts**: Häufigkeit der Schußschmerzen bei Nervenschüssen in verschiedener Höhe des peripheren Nervenstammes nach Prozenten angegeben.

Man erkennt an dem Schema ohne weiteres, daß in den obersten Abschnitten der großen Nervenstränge für Arm und Bein die Anzahl der Nervenverletzungen von der Häufigkeit der begleitenden Schußschmerzen beinahe erreicht wird, während gegen die Peripherie zu die mit Schmerzen einhergehenden Nervenschüsse in fortschreitendem Verhältnis seltener werden. An den unteren Extremitäten treten diese Abstufungen am klarsten zutage. An den Armen wird das Bild einigermaßen verwischt durch das Hineinspielen der am Oberarm so häufigen isolierten Radialschüsse. Die **Radialisverletzungen** nehmen — das hat uns die Erfahrung dieses Krieges wieder ausreichend bestätigt — in mehrfacher Hinsicht eine Sonderstellung gegenüber den Beschädigungen anderer Nerven ein. Nicht nur, daß sie weitaus am häufigsten sind und die größte Neigung zur spontanen oder postoperativen Regeneration zeigen, sie sind auch, wie wir schon sahen, die am seltensten von Schmerzzuständen begleiteten Nervenschußverletzungen. Da sie vorwiegend am Oberarm isoliert vorkommen, erklären sie die verhältnismäßig große Anzahl schmerzloser Nervenschüsse, die wir dort sehen.

Die Gründe für das verschiedenartige Verhalten proximal und distal sitzender Nervenschüsse in bezug auf Schmerzbildung sind mehrfach.

In erster Linie dürften rein anatomische Verhältnisse Bedeutung haben. Die Summe der sensiblen Fasern, die z. B. in dem dicken Kabel des Halsnervengeflechtes vereinigt ist, ist natürlich unvergleichlich viel größer als die Zahl der im peripheren Medianus oder Ulnaris enthaltenen Gefühlsfasern. Trifft also ein Geschoß den Plexus, so ist die Wahrscheinlichkeit sehr groß, daß sensible Fasern ausgiebig mitbeteiligt werden. Je mehr gefühlsleitende Kabel aber an einer Bahnstelle berührt wurden, desto mehr wächst die Möglichkeit, daß in dem einen oder anderen jene Reizmomente sich entwickeln, die schließlich zu neuralgieähnlicher Schmerzbildung führen. Man könnte in diesem Sinne von einer quantitativen Wechselbeziehung sprechen zwischen dem Ort der Nervenschusses und der Häufigkeit nachfolgender Schmerzen.

Aber auch in qualitativem Sinne spielt der Verletzungsort eine Rolle! Die Erfahrung hat gelehrt, daß die zentral am Nervenstamm sitzenden Schüsse, wenn sie überhaupt mit Schmerzzuständen einhergehen, viel heftigere und intensivere Schmerzen hervorzurufen scheinen, als die peripheren Verletzungen. Andere Autoren [Spielmeyer[1]), Thöle (l. c.) u. a.] und vergleichende Beobachtungen bestätigen immer wieder diese Tatsache. Gewiß muß man mit solchen Vergleichen der Schmerzintensität vorsichtig sein. Man ist ja ausschließlich auf subjektive Wertungen angewiesen, die in bezug auf Schmerzempfindung bekanntlich schon beim Nervengesunden großen Schwankungen unterliegen, geschweige denn bei den, mit mehr oder weniger angegriffenem Nervensystem in unsere Behandlung kommenden Kriegsverwundeten. Immerhin findet sich auch für die objektive Feststellung ein bestimmter Wesensunterschied der zentral und peripher bedingten Schußschmerzen. Die Schmerzzustände sind durchschnittlich bei ersteren viel länger anhaltend, viel hartnäckiger und schwerer therapeutisch zu beeinflussen als bei letzteren. Die widerspenstigsten, trotz aller Behandlungsversuche über Wochen und Monate sich hinziehenden Schmerzen erleben wir bei Halsplexus- und hohen Ischiadicusschüssen. Wir haben unter diesen auffallend viele gesehen, die 6—8, ja 10 Monate lang brauchten, ehe die begleitenden neuralgiformen Schmerzen sich einigermaßen verringert hatten.

Für diese gesteigerte Hartnäckigkeit hochsitzender Nervenschüsse sind nun zweifellos noch besondere Vorgänge verantwortlich zu machen und zwar Vorgänge, die sich anschließend an das Trauma im Nerven-

---

[1]) Spielmeyer, Zur Frage der Nervennaht. Münch. med. Wochenschr. 1915, Nr. 2.

stamm entwickeln müssen. Ich werde in anderem Zusammenhange noch ausführlicher hierauf zurückzukommen haben. Hier sei nur so viel vorausgenommen, daß in den getroffenen Nerven durch die Wirkung des Geschosses bestimmte traumatisch entzündliche Prozesse hervorgerufen werden, die offenbar sehr weit auf- und abwärts im Nervenstamm sich ausbreiten können. Je zentraler im Kabel der Schuß sitzt, desto leichter und regelmäßiger werden natürlich die traumatischen Veränderungen bis in die Spinalganglien hineinreichen und es scheint, als wenn damit besonders starke Reizwirkungen ausgelöst und erhöhte Schwierigkeiten für die Wiederherstellungsvorgänge und Ausheilung geschaffen würden.

II. Zeitliches Auftreten und äußere Entstehungsursachen.

Wenn man die Entstehungsweise der Nervenschußschmerzen verfolgt, so fällt auf, daß die Schmerzzustände sich keineswegs, wie man a priori annehmen sollte, immer in einer bestimmten zeitlichen Folge an die Nervenverletzung anschließen. Man erstaunt im Gegenteil über die verhältnismäßig großen und schwankenden Zeitzwischenräume, die oft zwischen Trauma und Schmerzbeginn liegen können. Versucht man mit Rücksicht hierauf ein größeres Material von Nervenschüssen statistisch nebeneinander zu stellen, so ergibt sich sehr bald, daß das erste Auftreten der Schmerzzustände doch keineswegs ganz regellos und vom Zufall bedingt ist, sondern daß auch hier gewisse Gesetzmäßigkeiten und Abhängigkeitsverhältnisse im Spiele sind. Selbstverständlich muß man, will man diese Dinge klären, genaue und eingehende Vorgeschichten von den Verwundeten aufzunehmen in der Lage sein, und erfreulicherweise findet man, daß die Leute meist recht gute, oft bis auf Tag und Stunde bestimmte Angaben über den Schmerzbeginn machen können. Ein Beweis für den nicht unerheblichen psychischen Eindruck, den diese Schußschmerzen im allgemeinen bei ihrem Träger hervorrufen!

Für den zeitlichen Ausbruch der Schmerzen nach Nervenschußverletzungen lassen sich schlechthin zwei Hauptperioden unterscheiden. Die Einzelfälle reihen sich in der Mehrzahl und ohne jeden Zwang in diese zeitliche Zweiteilung ein. Nur verhältnismäßig wenig Übergangsfälle durchbrechen die Regel, ohne daß dies besonders wundernehmen kann. Sie bilden gewissermaßen eine Zwischengruppe, der weitere Bedeutung aber nicht zukommt.

Bei der ersten Hauptgruppe sehen wir die Schmerzzustände als unmittelbare oder fast unmittelbare Folgewirkung des Nervenschusses auftreten. Wir bezeichnen sie deshalb als primäre Schußschmerzen. Sie sind zuweilen vom allerersten Augenblick der Verletzung in voller Stärke vorhanden, oder aber, sie erscheinen nach einer kurzen schmerzfreien Zwischenpause im Laufe der ersten Stunden oder des ersten Tages. Auch am zweiten, viel seltener schon am dritten Tage können sie sich noch einstellen. Manche Verwundete wissen ganz bestimmt zu berichten, bei welcher zeitlich kontrollierbaren Gelegenheit sie zum erstenmal den Schmerz im getroffenen Gliede verspürten, z. B. während des Anlegens des ersten Notverbandes, beim Abtransport zum Verbandplatz oder von da zum Feldlazarett. Die Erschütterungen der dabei gebrauchten Beförderungsmittel werden manchmal geradezu als auslösende Ursachen beschuldigt. Zwei frisch verletzte Ischiadicusschüsse ließen sich, der eine noch im Schützengraben, der andere bei Ankunft im Feldlazarett, eiligst die Stiefel von den Füßen schneiden, weil die Schmerzen mit solcher Heftigkeit plötzlich „in den Fuß hineingefahren" waren, daß der einfache Druck des Stiefels nicht länger ertragen werden konnte.

Schußschmerzen, welche dem Verletzungsvorgange so schnell nachfolgen, pflegen sofort mit ganzer Intensität und mit dem typischen Schmerzcharakter einzusetzen, den sie auch für später behalten. Nicht selten werden sie eröffnet wie echte neuralgische Anfälle mit einem urplötzlichen, ganz starkem, schmerzhaftem Schlag oder Durchreißen durch das verletzte Glied. Der brennende, bohrende Dauerschmerz schließt sich dann sofort an. Schleichender Beginn und später zunehmende Verschlimmerung ist bei den primären Schußschmerzen selten.

Die zweite Hauptgruppe wird gebildet von den Nervenverletzungen, bei denen die Erscheinungen der neuralgiformen Schmerzen verhältnismäßig lange Zeit nach der Verwundung, meist 3—4 Wochen oder noch später ausbrechen, während vordem nicht die geringsten Schmerzempfindungen vorhanden waren. Ich möchte die zahlreichen, in diese Gruppe fallenden Fälle als Spätschmerzen bezeichnen. Die längsten schmerzfreien Zwischenfristen, die wir beobachten konnten, betrugen 8—10 Wochen vom Verletzungstage an. Der Schmerzbeginn entwickelte sich bei den Spätfällen meist allmählicher.

Neben diesen beiden Hauptgruppen liegt nun noch eine Anzahl von Schmerzfällen, die zwischen primären und späten Schußschmerzen gewissermaßen die Mitte halten. Ihre Zahl und ihre Bedeutung ist gering. In ihrem Beginne und Verlauf sind sie wechselnd und unregelmäßig. Am häufigsten entstehen sie nach einer schmerzfreien Periode von ungefähr 6—8 Tagen. Man muß sie jedenfalls als Übergangsfälle der beiden Hauptgruppen ansprechen.

Es leuchtet ein, daß für den Schmerzbeginn in so verschiedenen Zeitphasen verschiedene Ursachen wirksam sein müssen, und es liegt die Annahme nahe, daß neben der ursprünglichen Geschoßschädigung die im weiteren Verlaufe innerhalb der

Schußwunde sich abspielenden Vorgänge reizauslösend auf den sensiblen Nervenanteil wirken können. So wird man die unmittelbar nach der Verwundung einsetzenden Schußschmerzen der ersten Gruppe in engste Beziehung zum Verletzungsvorgange selbst, zum Nerventrauma setzen, während bei den beiden anderen Gruppen man mehr an Abhängigkeit vom Wundverlauf zu denken haben wird. Für den Wundverlauf ist aber einmal das Stadium der reaktiven oder infektiösen Entzündung, sodann das Stadium der Vernarbung kritisch für die Schmerzauslösung am befallenen Nerven.

Unter Berücksichtigung dieser Verhältnisse ist in der folgenden Tabelle der Zeitpunkt des Schmerzausbruches für eine Anzahl von Fällen, in denen er sicher zu ermitteln war, zusammengestellt.

1. Gruppe.

Nr.	Verletzung	Heilverlauf	Schmerzbeginn
1	Durchschuß des Halsplexus, teilweiser Abschuß	aseptisch	kurz nach Verletzung; Schmerzzunahme bis zum 3. Tage
2	Durchschuß des Plexus infraclavicularis, teilweiser Abschuß	aseptisch	sofort bei Verletzung
3	Durchschuß des Infraclavicularplexus	fast aseptisch	kurz nach der Verletzung, beim Anlegen des Notverbandes
4	Plexusdurchschuß in Achselhöhle; teilweiser Abschuß	leicht infiziert	sofort bei Verletzung äußerst heftig
5	Kommotionsschuß des Oberarmplexus	aseptisch	„beim Anlegen des 1. Verbandes im Schützengraben"
6	Prellschuß des Oberarmplexus	infiziert	sofort nach Verletzung, noch vor Anlegen des Notverbandes
7	Prellschuß des Oberarmplexus, teilweiser Abschuß	aseptisch	kurz nach Verletzung
8	Prellschuß des Oberarmplexus	vereitert	unmittelbar nach Verletzung
9	Kommotionsschuß des Oberarmplexus	aseptisch	vom Augenblick der Verletzung an sehr heftig
10	Kommotionsschuß des Infraclavicularplexus	aseptisch	etwa 2 Stunden nach Verletzung, „nachdem ein in der Stellung angelegter Notverband auf dem Hauptverbandplatz erneuert worden war"
11	Prellschuß des Oberarmplexus	aseptisch	im Laufe des Verletzungstages
12	Prellschuß des Oberarmplexus	aseptisch	in den ersten Stunden nach Verletzung, äußerst heftiger Beginn
13	Kommotionsschuß des Infraclavicularplexus	aseptisch	im Laufe des Verwundungstages

Nr.	Verletzung	Heilverlauf	Schmerzbeginn
14	Prellschuß des Ulnaris in Oberarmmitte	schwer infiziert	in ersten Stunden nach Verletzung. Wesentl. Schmerzzunahme nach völliger Wundheilung, 6 Wochen post trauma
15	Prellschuß des Oberarmplexus mit Radialisabschuß	fast aseptisch	$1/_2$ Stunde nach der Verletzung. 4 Wochen post trauma Schmerzverschlimmerung, 8 Wochen post trauma beginnende Spontanbesserung
16	Prellschuß des Medianus	aseptisch	sofort bei Verletzung
17	Ischiadicusprellschuß	aseptisch	kurz nach Verletzung
18	Ischiadicusprellschuß mit Peroneusabschuß	vereitert	sehr bald nach Verletzung
19	Ischiadicusprellschuß	aseptisch	fast unmittelbar bei Verletzung. Spontanbesserung von der 4. Woche ab
20	Kommotionsschuß des Ischiadicus	leicht infiziert	unmittelbar nach Verletzung während des Anlegens des 1. Verbandes. Schmerzausbruch so heftig, daß Pat. sich gleich den Stiefel abschneiden ließ
21	Ischiadicusabschuß	vereitert	kurz nach Verletzung. Verschlimmerung nach 4—5 Tagen
22	Ischiadicusprellschuß	Eiterung	erste Stunden nach Verletzung
23	Ischiadicusabschuß	infiziert	von Verletzung ab mäßig stark. Schmerzzunahme ab 10. Tag
24	Ischiadicusprellschuß	aseptisch	gleich bei Verletzung sehr heftig
25	Ischiadicusprellschuß mit Peroneusabschuß	infiziert	„vom ersten Tage an"
26	Ischiadicusprellschuß	infiziert	wenige Stunden nach Verletzung auf dem Transport ins Feldlazarett. — Pat. ließ sich wegen der starken Schmerzen im Fuß den Stiefel herunterschneiden
27	Ischiadicuskommotionsschuß	aseptisch	im Laufe des ersten Tages
28	Ischiadicusabschuß	aseptisch	am Abend des Verletzungstages „wahnsinnig stark"
29	Peroneusprellschuß am Fibulaköpfchen	aseptisch	sofort nach Verletzung
30	Kommotionsschuß des Peroneus am Fibulaköpfchen	aseptisch	am Tage nach Verletzung
31	Durchschuß des Infraclavicularplexus; teilweiser Abschuß	aseptisch	Tag nach der Verletzung
32	Radialisprellschuß am Oberarm	aseptisch	2.—3. Tag nach Verletzung

Nr.	Verletzung	Heilverlauf	Schmerzbeginn
33	Ischiadicusdurchschuß	aseptisch	2. Tag nach Verletzung. Schmerzzunahme ab 2. Woche
34	Durchschuß des Supraclavicularplexus, teilweiser Abschuß	aseptisch	3. Tag. Spontanbesserung ab 4. Woche
35	Kommotionsschuß des Infraclavicularplexus	schwer infiziert	3. Tag (zugleich spontane Rückkehr der Sensibilität und Motilität)
36	Durchschuß des Supraclavicularplexus; teilweiser Abschuß	aseptisch	am 3. Tage urplötzlich in Form eines heftigen Durchreißens durch den ganzen Arm mit nachfolgendem anhaltendem Brennen in der Hohlhand
37	Prellschuß des Plexus axillaris	infiziert	am 3. Tage. Spontanbesserung ab 14. Woche
38	Ischiadicusprellschuß	schwer infiziert	am 2. Tage. Dauernde Zunahme bis 3. Woche

2. Gruppe.

Nr.	Verletzung	Heilverlauf	Schmerzbeginn
1	Medianusprellschuß am Oberarm	aseptisch	2—3 Wochen nach Verletzung. Spontane Besserung nach 4—5 Wochen
2	Durchschuß des Supraclavicularplexus mit teilweisem Abschuß	oberflächlich infiziert	3. Woche nach Verletzung
3	Prellschuß des Supraclavicularplexus	vereitert	3. Woche nach Verletzung. — 4.—5. Woche Schmerzzunahme. Ab 8. Woche spontaner Rückgang
4	Ischiadicusprellschuß	aseptisch	3. Woche nach Verletzung
5	Ischiadicusabschuß	oberflächlich infiziert	3. Woche nach Verletzung. — Spontaner Rückgang nach 3 Wochen
6	Ischiadicusprellschuß	schwer vereitert	4 Wochen nach Verletzung
7	Durchschuß des Supraclavicularplexus mit teilweisem Abschuß	aseptisch	3—4 Wochen nach Verletzung
8	Prellschuß des Infraclavicularplexus	oberflächlich infiziert	3.—4. Woche nach Verletzung
9	Ischiadicusprellschuß	vereitert	4. Woche nach Verletzung. — Spontaner Rückgang nach 10 Wochen
10	Ischiadicusprellschuß	schwer infiziert	4. Woche nach Verletzung. — Nach 6 Wochen spontaner Schmerzrückgang
11	Medianusprellschuß am Oberarm	leicht infiziert	5. Woche nach Verletzung

Nr.	Verletzung	Heilverlauf	Schmerzbeginn
12	Ischiadicusprellschuß	schwer vereitert	6. Woche nach Verletzung
13	Durchschuß des Plexus axillaris mit Radialisabschuß	infiziert	8. Woche nach Verletzung
14	Ulnarisabschuß	Eiterung	8. Woche nach Verletzung
15	Prellschuß des Oberarmplexus mit Radialisabschuß	lange Eiterung	8 Wochen nach Verletzung Beginn, 4 Monate nach Verletzung schwerste spontane Verschlimmerung
16	Kommotionsschuß des Radialis am Oberarm	vereitert	10 Wochen nach der Verletzung

Übergangsfälle.

1	Prellschuß des Infraclavicularplexus	infiziert	6.—7. Tag. Spontaner Rückgang nach 3 Monaten
2	Prellschuß des Radialis und Ulnaris	vereitert	nach 7 Tagen
3	Prellschuß des Peroneus und Tibialis unterhalb der Teilung	vereitert	10. Tag nach Verletzung
4	Kommotionsschuß des Oberarmplexus	infiziert	8 Tage nach Verletzung

Um aus der vorstehenden Übersicht klare Folgerungen ziehen zu können, sollen für die weiteren Ausführungen zunächst nur die Fälle mit aseptischem Wundverlauf ins Auge gefaßt werden. Bei ihnen kommen für die Schmerzauslösung nur zwei Momente in Frage: das primäre Schußtrauma und die sekundäre Narbenbildung im oder um den Nerven. Eine eventuelle dritte Schmerzursache, an die man denken könnte, die Wundinfektion, bleibt bei diesen Fällen von vornherein ausgeschlossen. In der Tat zeigt nun die Tabelle sehr schön, daß die ohne Infektion und Eiterung verlaufenen Nervenschüsse ihre Schmerzen meist sofort nach der Verletzung bekamen, gelegentlich aber auch im „Spätstadium", also mindestens 3 Wochen nach dem Verwundungstermine. Die aseptischen Fälle gehören somit in überwiegender Mehrzahl der ersten der oben aufgestellten zeitlichen Entstehungsperioden an, kommen jedoch auch in der zweiten vor. Da es nun nahe liegt, für die frühen (primären) Schußschmerzen die Gewalteinwirkung des Geschosses selbst, für die Spätschmerzen die Narbenbildung verantwortlich zu machen, entsteht die Aufgabe, zu untersuchen, ob und inwiefern beide Faktoren schmerzverursachend auf den Nerven einzuwirken vermögen, und ob andere Faktoren, z. B. die bakterielle Wundinfektion, etwa die gleiche Rolle spielen können.

1. Primäre Nervenschußschmerzen.

Es unterliegt keinem Zweifel, daß die Verletzungen mit den modernen rasanten Geschossen — seien es Spitzgeschosse oder Granatsplitter — für den fein organisierten Nerven ganz außergewöhnliche Gewalteinwirkungen vorstellen, Gewalteinwirkungen, wie sie bei Friedensverletzungen der Nerven nie vorkommen. Es bleibt nach unseren bisherigen Erfahrungen dabei gleichgültig, ob der Nerv von dem Geschoß direkt getroffen oder durchrissen oder ob er nur gequetscht oder gar nur durch Fernwirkung erschüttert wurde: in allen Fällen kann die funktionelle Schädigung des Nerven, die Leitungslähmung gleiche Stärke erreichen.

So außerordentliche Gewaltwirkungen sind nun aber zweifellos imstande, neben der motorischen und sensiblen Schädigung auch ganz akute und schwere Reizerscheinungen im Nerven hervorzubringen, die, wenn sie am sensiblen Nervenanteil hervortreten, zur Schmerzbildung — den sog. „Schußneuralgien" — führen[1]).

Wir haben gesehen, daß diese Schmerzen zuweilen unmittelbar an den Verletzungsvorgang sich anschließen, daß sie gewissermaßen im selben Augenblick entstehen wie die Leitungslähmung im Nerven. Das ist uns ein Beweis für die rein traumatische Entstehungsmöglichkeit der Schußschmerzen. Es ist die mechanische Geschoßeinwirkung an sich, die durch ihre Wucht imstande ist, den Nerven momentan in den höchsten Reizzustand zu versetzen. Zum besseren Verständnis dieser Tatsache brauchen wir uns nur eines uns allen wohlbekannten Erlebnisses aus dem Alltag zu erinnern. Ich meine den so unangenehm empfundenen Stoß gegen den Ellenbogen an der Stelle, wo der N. ulnaris verläuft. Die hierbei bewirkte Quetschung des Nerven ruft augenblicks sehr heftigen Nervenschmerz hervor, der je nach der mechanischen Wucht — und diese ist im Vergleich zu einer Geschoßwirkung ja immer nur verschwindend klein — verschieden lange Zeit bestehen bleibt. Oppenheim[2]) hat die Frage aufgeworfen, ob die mechanische Gewalt der primären Verletzung allein die Schmerzen verursacht, oder ob eine traumatische bzw. infektiöse Neuritis hinzutreten müsse, um die Reizerscheinungen hervorzubringen. Die Frage wird noch eingehender von uns zu erörtern sein,

---

[1]) Reizerscheinungen im motorischen Anteil eines schußverletzten Nerven wurden von uns nie beobachtet. Wohl aber bestätigten Thöle und Cassirer („Periphere Nervenerkrankungen im Kriege". Die Behandlung von Kriegsverletzungen und Kriegskrankheiten in den Heimatlazaretten. Jena 1916. S. 145) auch ihr gelegentliches Vorkommen in Form von klonischen Muskelzuckungen oder tonischen Contracturen in den paretischen Gebieten.

[2]) Oppenheim, Zur Kriegsneurologie. Berliner klin. Wochenschr. 1914, Nr. 48.

doch darf wohl hier schon festgestellt werden, daß wenigstens für die Fälle mit sicher nachgewiesener augenblicklicher Schmerzentstehung während des Verletzungsvorganges die mechanische Gewalt unbedingt als schmerzauslösender Faktor anerkannt werden muß.

Allerdings sind diese Fälle mit unmittelbar ausgelöstem Reizschmerz nach unserer Tabelle nicht in der Überzahl. Fast ebenso häufig, wenn nicht sogar häufiger, kommt es zwischen Schuß und Schmerzausbruch zu kürzeren oder längeren Zwischenpausen, in denen der Verletzte von seinem nebenbei motorisch und sensibel gelähmten Gliede überhaupt nichts empfindet.

Wie ist dieses Zwischenstadium zu erklären?

Es kann zweierlei Ursache haben. Es kann einmal so sein, daß der Verletzungsakt selbst aus irgendwelchen Gründen nicht zur Schmerzauslösung führte, daß aber die alsbald einsetzenden Folgevorgänge der Verletzung — die endoneurale Blutung, die reaktive Exsudation und Schwellung — bei rascher Steigerung einen schweren Reizzustand des Nerven herbeiführen. Die Frist, welche dazu erforderlich ist, würde das Zwischenstadium vorstellen. Sie kann Minuten oder auch Stunden währen, dagegen wohl kaum über Tage sich hinziehen.

Wahrscheinlicher ist eine andere Erklärung. Wir wissen, daß das Hauptsymptom jeder Verletzung eines Nerven die Schädigung oder Unterbrechung seiner Leitfähigkeit ist. Diese Leitungsstörung ist nun aber keineswegs auf den Ort der Verletzung beschränkt, sondern kann ganz verschieden weite örtliche Ausdehnung im Nervenkabel haben. Es hängt das ab von der Gewalt der einwirkenden Verletzung, ganz besonders aber, allem Anschein nach, von der begleitenden Erschütterungswirkung auf das lebende Gewebe. Es scheint, daß solche Erschütterung sich in den Neuronen des Nerven unter günstigen Umständen ganz außerordentlich weit aufwärts und abwärts fortpflanzen und diese in ganzer Länge für kürzere oder längere Zeit leitunfähig machen kann.

Thöle berichtet über sehr interessante Beobachtungen von analogen Lähmungen des motorischen Nerven durch Fernerschütterung. Er konnte nicht weniger als 5 mal bei Nervenschüssen motorische Lähmungen von oberhalb der Stammverletzung abgehenden Nervenästen feststellen. Thöle glaubt, daß auch hier eine weitreichende Erschütterung des Nerven mit Zerrung durch die Schußverletzung vorliegen müsse.

Wenn in solchen Fällen von weitreichender Erschütterungslähmung durch das Trauma gleichzeitig ein sensibler Reizzustand an der Verletzungsstelle geschaffen wurde, so bleibt dieser notwendigerweise zunächst unbemerkt. Ein zentripetales Weitergeben sensibler Reize ist in der gelähmten proximalen Bahnstrecke vorerst nicht möglich: der

Verletzte befindet sich im schmerzfreien Zwischenstadium. Erst allmählich tritt, je nach dem Grade der vorausgegangenen Gewaltwirkung,
Erholung der erschütterten Neuronen, Funktionsrückkehr und damit
die zentripetale Reiz- und Schmerzleitung wieder auf. Wirken jetzt
die primären Reizfaktoren an der Nervenschußstelle noch fort, so werden
sie plötzlich für den Kranken in Gestalt der Nervenschußschmerzen in
Erscheinung treten. Hirschel (l. c.) hat diesen Zustand primärer
posttraumatischer Leitungslähmung im getroffenen Nerven mit dem
Namen „lokaler Nervenschock" bezeichnet. Genauer dürfte es wohl
sein, hier nicht das Lokale, sondern gerade das Weitreichende der
Lähmungswirkung zu betonen, handelt es sich doch in vielen Fällen
für die erste Zeit um eine Totalerschütterung des peripheren Nerven
mit stunden-, ja tagelangem Aufgehobensein jeder Bewegungsfähigkeit
und jeder Gefühlsempfindung in dem verletzten Gliede. Es gehören
diese primären, vorübergehenden Leitungsstörungen zweifellos mit in
das große und wichtige Gebiet der Fernschädigungen durch Schuß,
deren nähere Kenntnis, ganz besonders auch deren Einwirkung auf das
Nervengewebe wir in erster Linie den Arbeiten von Perthes[1]) verdanken. Man kann sich leicht vorstellen, daß die mechanischen Druck-
wellen, die das durchschlagende Geschoß im lebendigen Gewebe erzeugt,
in den feinen Achsencylindern, die — grob physikalisch gesprochen —
einfache, flüssigkeitsgefüllte Leitungsrohre darstellen, besonders gut
und besonders weit fortgepflanzt werden. Von der Intensität der
mechanischen Schädigung wird es dann abhängen, wie weit die betroffenen Neurone irreparabel verändert und also leitunfähig sind oder
wie weit sie erholungsfähig bleiben.

Für die Erholung der erschütterten Nerven können nach unserem
Material wenige Minuten oder Stunden ausreichend sein, es können
jedoch auch 24, ja 48 Stunden dazu erforderlich werden. Im ganzen
tauchen hier, wie auch in anderen Punkten, unverkennbare Ähnlich-
keiten der vorübergehenden peripheren Nervenerschütterung mit der
zentralen Gehirnerschütterung auf.

Die dargelegten, für den zeitlichen Ausbruch der Nervenschußschmerzen maßgebenden Verhältnisse sind nun streng zu unterscheiden
von denen, welche die Wiederkehr der peripheren Sensibilität
oder Motilität bedingen. Für das Auftreten des Nervenschußschmerzes
genügt es, wenn die Leitung von der Verletzungsstelle bis zum Inter-
spinalganglion frei geworden ist, so daß der an der Schußstelle erzeugte
sensible Reiz gehirnwärts vordringen kann. Für die Gefühls- und Be-

---

[1]) Perthes, Über Fernschädigungen peripherischer Nerven durch Schuß und
über die sog. Kommotionslähmungen der Nerven bei Schußverletzungen. Deutsche
med. Wochenschr. 1916, Nr. 28. — Derselbe, Fernwirkungen des Infanterie-
geschosses auf das Nervengewebe. Deutsche Zeitschr. f. Chir. **132**, 191.

wegungsleitung zu dem peripher vom Schußort liegenden Nervenabschnitte ist jedoch in erster Linie der Grad der lokalen Bahnschädigung an der Verletzungsstelle maßgebend. In den meisten Fällen ist es ja nun so, daß am Hauptwirkungsort des Traumas das Leitvermögen des Nervenkabels am schwersten gestört oder ganz aufgehoben ist, so daß hier die Wiederherstellung, wenn sie überhaupt möglich ist, am längsten braucht. Dementsprechend finden wir bei Fällen mit Schußschmerzen und rückkehrender Funktion die „periphere Gefühlsleitung", d. h. die Sensibilität im peripheren Gliedabschnitt sehr viel später erst wiederkommen als die „proximale Gefühlsleitung": den Schußschmerz!

Ein besonderes Interesse beanspruchen in diesem Zusammenhange jene vereinzelten Fälle, wo die Verwundeten bestimmt anzugeben wissen, daß zugleich mit dem Ausbruch der Schußschmerzen sich die ersten Bewegungsmöglichkeiten und Gefühlswahrnehmungen in dem zuvor vollkommen gelähmten Gliede eingestellt hätten. Es müssen natürlich begünstigende Nebenumstände mitwirken, damit solche Beobachtungen in den ersten Tagen nach der Verletzung einwandfrei zustande kommen, denn aus naheliegenden Gründen ist die ärztliche Beobachtung in dieser Zeit meist nicht genau möglich und die Eigenbeobachtung des Verletzten noch ungenügend ausgebildet. Immerhin waren wir in der Lage, zweimal mit Sicherheit dieses Verhalten festzustellen:

Fall 1. Musketier W. Verwundung am 8. V. 1915 durch Granatsplitter in linker Infraclaviculargegend. Gefühl von heftigem Schlag gegen den Oberarm. Danach ist der Arm sofort schlaff und völlig gefühllos. Der Verletzte ist Bursche eines Arztes und wird deshalb sofort eingehend untersucht. Es ergibt sich auch objektiv totale sensible und motorische Lähmung des ganzen Armes, einschließlich der Schultermuskulatur. 48 Stunden nach Verletzung plötzliches Auftreten von starken brennenden Schmerzen auf der Beugeseite des Oberarms, dem Handrücken und am Handgelenk. Gleichzeitig kribbelndes Gefühl in den ersten drei Fingern und subjektiv Tastempfindung daselbst. Sofort erneute ärztliche Untersuchung ergibt einwandfreie Gefühlswiederkehr („Hypästhesie"), und im Laufe des Tages stellt sich noch aktive Handbeugung und Fingerspreizung ein.

Fall 2. Reservist D. Durchschuß des linken Supraclavicularplexus mit teilweisem Abschuß. Kein eigentlicher Verletzungsschmerz, nur mehrmaliges Emporzucken des Vorderarmes und dann schlaffes Herabsinken. Gewehr fällt aus der Hand. In der Folge ist der ganze Arm einschließlich der Schulter unbeweglich. Von Oberarmmitte abwärts Gefühls- und Schmerzlosigkeit. Am dritten Tage entwickeln sich brennende, stechende Nervenschmerzen unbestimmter Lokalisation. In den Fingern hat der Verletzte mehrfach das Gefühl zuckender Bewegung, ohne daß Bewegungen zu sehen sind. Er schenkt deshalb seiner gelähmten Hand erhöhte Aufmerksamkeit und bemerkt am Abend beim Handwaschen ein eigenartiges „Kitzeln" in der Hohlhand. Als er über die Stelle streicht, fühlt er zu seiner Überraschung noch dumpf, aber ganz deutlich wieder die Berührung. Laut Krankenblatt hatte sie tags zuvor bei ärztlicher Untersuchung noch gefehlt.

Mir scheinen Fälle wie die angeführten einen weiteren Beweis zu bilden für die Annahme, daß das kurze schmerzfreie Latenzstadium der

primären Schußschmerzen wirklich hervorgerufen ist durch eine vorübergehende Erschütterungslähmung des ganzen Nervenstammes. Mit
dem Nachlassen dieser Leitungslähmung werden zuerst die Reizschmerzen am Verletzungsort wahrnehmbar. Gleichzeitig oder dicht
hinterher tritt dann aber auch in den weniger geschädigten Kabeln
die periphere Gefühls- und Bewegungsleitung wieder auf. Wäre es
anders — wollte man z. B. annehmen, daß die nach 1—2 Tagen erst
stattfindende Schmerzbildung die Folge gesteigerter Reaktionsvorgänge
im getroffenen Nervenstück seien — so bliebe schwer verständlich,
warum in einer Nervenbahn, die sich in wachsendem Reizzustande befindet (Schmerzentstehung!), die periphere Leitfähigkeit plötzlich auf
der Höhe der Reizung sich wieder einstellen sollte. Es widerspräche
solches Verhalten allen Erfahrungen der Nervenphysiologie!

Wir kommen also zu dem Schlußergebnis, daß die primären
Nervenschußschmerzen — gleichviel ob mit oder ohne Latenzstadium — mit größter Wahrscheinlichkeit im Augenblick der Verletzung selbst durch mechanisch traumatische Beeinflussung der Nervenfibrillen hervorgebracht
werden.

2. Spätschmerzen nach Nervenschüssen.

Wenn ein Kriegsverletzter mit Nervenschuß die ersten Tage und
Wochen der Verwundung gut und vor allem „neuralgiefrei" überstanden hat, so ist er damit noch keineswegs endgültig der drohenden
Gefahr der Schußschmerzen entronnen. Nach unserer Tabelle treten
in etwa 27% der Fälle die Nervenschmerzen erst im Spätstadium, als
Spätschmerzen in Erscheinung. Die Tabelle belehrt ferner, daß
dieses Spätstadium recht weite Grenzen haben kann, so daß noch 8,
ja 10 Wochen nach der Verletzung mit der Möglichkeit nachfolgender
Schußschmerzen gerechnet werden muß. Gar nicht selten finden wir,
daß der Zeitpunkt dieses späten Schmerzbeginnes annähernd zusammenfällt mit der vollendeten Heilung der Schußwunde. Das allein muß
uns schon den Gedanken nahelegen, daß das Endstadium jedes Heilprozesses — die Vernarbung — hier eine Rolle für den Nerven spielt.
In der Tat lassen sich dafür noch weitere sichere Hinweise beibringen.

Wenn wir auch hier, um reine Verhältnisse zu behalten, zunächst
nur die aseptisch verheilten Fälle berücksichtigen — es sind sechs —
so finden wir bei ihnen übereinstimmend das Einsetzen des neuralgischen Schmerzzustandes zwischen der 3. und 4. Woche. Es ist dies
jener Zeitpunkt, in dem, wie wir von unseren Laparotomien und anderen
aseptischen Operationen wissen, die jungen Narben den Höhepunkt
ihrer Schrumpfung und damit ihrer Festigkeit zu erreichen pflegen.
Selbstverständlich ist das bei aseptischen Nervennarben genau so und

es steht damit in bester Übereinstimmung, daß in allen den Fällen mit Spätschmerz die nachfolgenden Operationen regelmäßig besonders ausgedehnte Narbenbildungen am Nerven ergaben.

Die zur Schmerzreizung führende Nervennarbe kann doppelter Art sein. Entweder sie umfaßt den Nerven von außen her, umklammert und umschnürt ihn und preßt ihn zusammen, oder aber sie entwickelt sich als endoneurale Narbe im Innern des Nervenstammes selbst. Im ersteren Falle geht die Narbenentwicklung aus von gleichen Prozessen in der Nachbarschaft, die auf den Nerven übergreifen oder von der verletzten und narbig degenerierenden äußeren Nervenscheide (epineurale Narbe). Im letzteren Falle ist es das Perineurium internum, das interstitielle Bindegewebe des Nerven, das sich schwielig umwandelt und bei seiner Schrumpfung die Nervenfasern in Reizzustand versetzt.

Nach unseren Operationserfahrungen bei Nervenschüssen scheint es nun allerdings, als ob die äußere Umklammerungsnarbe isoliert und ohne gleichzeitige endoneurale Schwielen- oder Narbenentwicklung überhaupt eine ziemliche Seltenheit darstellt. Und gar bei den Fällen mit Spätschmerzen fanden sich regelmäßig nach der Auslösung des Nerven aus der ummauernden Scheidennarbe in seinem Inneren typische Verdichtungen, Indurationen oder knotenartige, zuweilen rosenkranzförmige, schwielige Auftreibungen vor.

Es dürfte danach nicht schwer sein, zu entscheiden, welcher Narbenform mehr Einfluß auf die Schmerzbildung zukommt. Daß von außen kommender Narbendruck allein Parästhesien, Schmerzen und Paresen im Nerven zu erzeugen vermag, steht fest und ist uns aus der Friedenspraxis ja hinreichend bekannt. So starke Schmerzzustände aber, wie wir sie bei Schußverletzungen erleben, waren uns doch aus der Friedenschirurgie unbekannt! Gewiß muß man gelten lassen, daß in den Weichteilwunden nach Schuß die Narbenentwicklung eine ungewöhnlich starke ist — und damit die Druckgefahr für den Nerv. Daneben scheint mir aber doch die Annahme berechtigt, daß das andere Charakteristicum der Nervenschüsse, die Nerveninnennarbe, in hervorragendem Maße an der Schmerzerzeugung beteiligt ist.

Lehrreich ist in dieser Beziehung die folgende Beobachtung:

Fall 3. Musketier Ch. Ischiadicusprellschuß in der Gesäßgegend. Typische Ischiadicuslähmung. Glatte Heilung. In der dritten Woche allmähliches Einsetzen ruckartiger, durchreißender Schmerzen durch Ober- und Unterschenkel, die langsam zunahmen. 4 Wochen nach Verletzung deswegen Operation. Es findet sich eine 10 cm lange, derbe Narbenentwicklung des Ischiadicus am Foramen ischiadicum. Der ausgelöste Nerv ist im Bereich der Narbe deutlich verschmälert, zeigt aber keine Verdichtung oder Verhärtung im Innern. Auslösung des Nerven. Nach der Operation zunächst geringer Wechsel in den Schmerzen, dann langsame weitere Verschlimmerung und weitere Ausbreitung auf Fußrücken, Fußsohle und Knöchelgegend. Nachtschlaf schwer geschädigt. Motorische und sensible Lähmung bleibt unverändert. Wegen der Schmerzen nochmalige

Operation (Prof. Reich) — 6 Monate nach der Verletzung —. Der Nerv findet sich diesmal „im ganzen nur sehr wenig von Narben eingeschnürt". Dagegen sind jetzt narbige Veränderungen im Nerven selbst vorhanden: „an der Austrittsstelle aus dem Foramen ischiadicum ist der laterale Teil des Nerven narbig umgewandelt."

Ich glaube, daß an diesem Beispiel sehr schön die Einwirkung von Außen- und Innennarbe, vor allem der viel intensivere und anhaltendere Reiz der letzteren auf den Nerv zu verfolgen ist.

Auch eine andere Beobachtung gehört hierher, die jeder, der darauf achtet, leicht bestätigt finden wird. Nach Prellschüssen — besonders am Oberarm — sind bei der Operation häufig alle 3 Nervenäste in eine gemeinsame dichte Narbe eingeschlossen. Es sind aber nicht immer alle 3 Nerven von der Verletzung mitbetroffen, sondern oft nur einer, der dann die typische endoneurale Narbenschwiele trägt, während die anderen nur „umscheidet" waren. Bestehen in solchen Fällen Schmerzen, die sich einigermaßen lokalisieren lassen, so gehören sie sicher nur diesem einen Nervenaste und seinem Ausbreitungsgebiete an. Die Nachbaräste dagegen haben die Narbenumwachsung ohne sensible Reizwirkung ertragen.

Selbstverständlich können auch in Schußwunden, die mit Eiterung verlaufen. spätauftretende Nervenschmerzen durch den Narbenprozeß hervorgerufen werden. Weil jedoch hier das Vernarbungsstadium durchschnittlich erheblich später einzusetzen pflegt als bei aseptischer Wundheilung, werden wir auch den Schmerzbeginn hier entsprechend später zu erwarten haben. Wir sehen das bei den schwer infizierten Fällen unserer 2. Gruppe bestätigt. Sie weisen die größten Zwischenfristen auf, die zwischen Schuß und Schmerzausbruch überhaupt beobachtet wurden.

Als Beispiele für besonders spätes Einsetzen der Narbendruckschmerzen mögen die beiden folgenden Fälle dienen.

Fall 4. Wehrmann H. Granatsplitterverletzung im unteren Oberarmdrittel mit breiter, schwer infizierter Schußwunde. Paresen und Hypästhesie im Radialis- und Ulnarisgebiet. Die Wunde, aus der sich Uniformfetzen und ein Granatsplitter abstoßen, heilt unter starker Eiterung. Die Heilung dauert bis zum 5. Monat. 10 Wochen nach Verletzung wurden zuerst vorübergehende Schmerzzustände im Vorderarm und Radialisgebiet der Hand verspürt, die anfangs wenig beachtet wurden, aber beständig zunahmen. Sie sind nach 16 Wochen zu unerträglicher Höhe angewachsen, so daß nachts und zuweilen auch tags eine Zeitlang regelmäßig Morphium gegeben werden muß. Typisch für Narbenzugschmerz ist die Schmerzsteigerung bei jeder Bewegung im Ellbogengelenk. Von der 22. Woche ab spontane Besserung der Schmerzen, die durch Diathermie ganz überraschend schnell fortschreitet. Rückbildung der Paresen und Sensibilitätsstörungen.

Fall 5. Musketier F. Schrägschuß durch Oberarm, anscheinend Querschläger mit breiter, trichterförmiger Ausschußwunde. Anfangs vollständige motorische Lähmung der Hand und des Unterarms bei erhaltener Sensibilität. Nach 6 Wochen stellen sich Schmerzen mit deutlichem Anfallscharakter ein, die plötzlich kommen, 2—3 Stunden anhalten und dann spurlos verschwinden; sie bleiben trotz Behandlungsversuchen ziemlich unverändert. Im 4. Monat erfolgt eine ganz plötzliche unerhörte Steigerung der Schmerzanfälle, die jetzt die Form allerschwerster Neuralgien annehmen und so bis zum 6. Monat fort-dauern. Von da ab langsamer Rückgang. Die motorische Lähmung der Hand bildet sich vom 5. Monat an zurück. — Es bleibt dauernd nur eine Radialisläh-mung bestehen. Die Wundheilung ist erst im 7. Monat abgeschlossen.

In manchen Fällen von Schußschmerzen gewinnt man schließlich den Eindruck, daß Summierungen von verschiedenen Reiz-momenten stattgefunden haben. So sieht man z. B., daß eine primär entstandene „Schußneuralgie" mit gleichmäßigem Verlauf und vielleicht schon erkennbarer Neigung zum Abklingen mit einemmal, zur „typi-schen" Zeit, eine neue, sehr lebhafte Steigerung des Schmerzcharakters erfährt. Es liegt nahe, hier anzunehmen, daß da sekundäre Narben-bildungen den an sich gereizten Nerven ihrerseits noch angegriffen haben. Auch dafür zwei Beispiele:

Fall 6. Unteroffizier R. Prellschuß des Oberarmplexus im oberen Drittel. Arm sofort gefühl- und bewegungslos. $^1/_2$ Stunde nach Verletzung Einsetzen brennender, reißender Schmerzen im Vorderarm, Hand und Fingern. Diese Schmerzen blieben unverändert und ununterbrochen bestehen. Aseptische Wund-heilung. In der 4. Woche rasche und erhebliche Verstärkung der Schmerzen, für die eine äußere Ursache fehlt. Der gesteigerte Schmerzzustand dauert 4 Wochen, dann, ohne therapeutische Einwirkung, langsamer Rückgang.

Fall 7. Reservist E. Schwerer Ulnarisprellschuß am Oberarm. Sofort moto-rische und sensible Ulnarislähmung und von den ersten Stunden ab brennende, glühende Schmerzen im Ulnarisbezirk des Vorderarms und der Hand. Wund-heilung unter Eiterung. Dauer 5 Wochen. Um diese Zeit tritt statt Besserung eine schwere Verschlimmerung der Nervenschmerzen im Ulnarisgebiet ein und die 6 Wochen später gemachte Operation trifft den in Narben eingebetteten Ulnaris in seinem Innern auf 3 cm derb narbig verändert und spindelig verdickt.

3. Schußschmerzen ohne „typische" Entstehungszeit.
(Frage der Infektionswirkung.)

Nach unserer Aufstellung ist die Zahl der Schmerzfälle, die in bezug auf ihre Entstehungszeit zwischen den beiden Hauptperioden stehen, auffallend gering. Man erkennt daraus einerseits die überwiegende Bedeutung des Anfangs- und Spätstadiums für die Schmerzerzeugung, andererseits muß man sich natürlich klar sein, daß die von uns gewählte Einteilung der Zeitperioden — obwohl sie aus den sich darbietenden Verhältnissen erst abgeleitet wurde -- gegenüber den komplizierten, sehr wechselvollen Vorgängen in den Nervenschußwunden doch immer den Charakter des Schematischen behalten muß.

Was bei den Fällen, die nicht primär, aber doch lange Zeit vor dem Narbenstadium ihre Schmerzen bekommen, besonders auffällt, ist die Tatsache, daß sie alle mehr oder weniger infiziert sind. Man ist ver-anlaßt, sich zu fragen, ob hier nicht die Infektion an sich Ursache der

Schmerzbildung ist und sofort schließt sich die weitere Frage an: wel·
che Rolle spielt überhaupt die bakterielle Wundinfektion
für die Entstehung der Nervenschußschmerzen?

Nach den Lehrbüchern der Pathologie wird durch eine in den Nerven
eingedrungene Bakterieninfektion eine infektiöse Neuritis erzeugt, die
unter der Form der interstitiellen Entzündung mit Schwellung, Rötung,
Exsudation, mit Leitungsstörungen, Parästhesien und — neuritischen
Schmerzzuständen verläuft.

Nach den Erfahrungen der praktischen Chirurgie stellen sich die
Verhältnisse allerdings etwas anders dar!

Zunächst scheint es sicher, daß das Eindringen einer bakteriellen
Infektion in einen intakten Nerven sehr schwierig und offenbar
eine Seltenheit ist. Allem Anschein nach stellt die unverletzte epineurale,
derbe Bindegewebsscheide einen außerordentlich widerstandsfähigen
Schutzmantel für den Nerven dar. Sie selbst wird vielleicht durch die
benachbarte Infektion und Eiterung mit beteiligt, es kann zu einer
oberflächlichen Epineuritis mit Injektion und Schwellung dieser Außen-
hülle kommen, aber das Nerveninnere bleibt vor dem Eindringen der
bakteriellen Entzündung gesichert. Wenigstens muß man das schließen
aus dem Mangel aller klinischen Erscheinungen in solchen einschlägigen
Fällen. Und deren Zahl ist bei einigermaßen größerem Material und
einiger Aufmerksamkeit nicht gering. Schon aus der Friedenspraxis haben
wir ein klassisches Beispiel: Die V-Phlegmone der Fingersehnenscheiden
und die häufig sich anschließende tiefe Vorderarmphlegmone. Wenn
man da operiert, findet man in zahlreichen Fällen den N. medianus
frei durch den Eiter ziehend, und wo es noch nicht so weit gekommen
war, wird er sicher während der Nachbehandlung wochenlang von Eiter
umspült. Der N. medianus enthält in diesem untersten Abschnitte
vorwiegend sensible und trophische Fasern. Mir ist aber nicht bekannt,
je beobachtet oder gelesen zu haben, daß Schmerzen, Parästhesien oder
stärkere Hautatrophien an der Hand als Begleiterscheinungen der gemeinsamen Sehnenscheiden- und Vorderarmphlegmone aufgetreten sind. Dasselbe gilt für den Ischiadicus bei der Osteomyelitis der unteren Femurmeta-
physe. Auch da verläuft der Nerv zuweilen wie im Macerationspräparat
als isolierter Strang durch den Absceß und liegt ebenfalls während der
ganzen langen Heilperiode dem Eiter ausgesetzt; Zeichen von infektiöser
Neuritis — Paresen, Schmerzen — treten trotzdem nicht auf! Wir
haben auch bei unseren Kriegsverwundungen diesen Verhältnissen fort-
laufende Aufmerksamkeit geschenkt und haben da eine ganze Reihe
schwerer Verletzungen gesehen mit tief gangränösen Zerfallshöhlen, in
in denen große Nervenstämme (Ischiadicus, Nervenstämme am Oberarm) auf weite Strecken völlig entblößt von umhüllendem Gewebe
freilagen und den Einflüssen der Infektion ausgesetzt waren. Wir

konnten ausnahmslos feststellen, daß — wenn die betreffenden Nerven nicht primär verletzt waren — niemals irgendwelche Reiz- oder Lähmungserscheinungen an ihnen bemerkbar wurden.

Zu Beobachtungen über die Einwirkung der bakteriellen Infektion auf den in seinem Zusammenhang verletzten Nerven bieten sich aus der chrirurgischen Praxis zwei Gelegenheiten dar: infizierte und zur Vereiterung kommende Nervennähte und glatte Nervenabschüsse mit primärer Wundeiterung. In beiden Fällen liegt ja der ganze Nervenquerschnitt als Eintrittspforte der Infektion da. Am reinsten — gleichsam wie im Experiment — sind natürlich die Vorbedingungen bei vereiterten Nervennähten, da die mechanischen Nebenwirkungen der Verletzungsgewalt, die beim primären Abschuß mit hineinspielen, hier in Wegfall kommen. Daß hier die Infektion Gelegenheit hat, in das Nerveninnere einzudringen, beweisen die bei der meist notwendigen Wiederöffnung der Wunde oder bei späteren Nachoperationen zu Gesicht kommenden Nervenstümpfe, die sich da fast immer auseinandergewichen und entzündlich geschwollen im Eiter liegend finden. Infizierte und nach der Operation vereiternde Nervennähte laufen bei einem großen Operationsmaterial natürlich immer mit unter. Es besteht kein Zweifel, daß ihr Zustandekommen zum größten Teil auf ruhende Infektion in den Schußwunden zurückzuführen ist. Deshalb wurden auch in den ersten Kriegsmonaten, als man die Gefahr und Hartnäckigkeit der ruhenden Infektion in Schußwunden noch nicht genügend einzuschätzen gelernt hatte, die meisten Nahtvereiterungen beobachtet. Unter den an der hiesigen Lazarettabteilung mit postoperativer Eiterung verlaufenen Nervennähten ist mir nun nicht ein Fall bekannt, bei dem, wenn er vorher gänzlich schmerzfrei war, etwa nach der Operation sich Nervenschmerzen eingestellt hätten! Das gilt auch für Fälle mit sehr schweren, bösartigen Infektionen und gilt ebenso für 3 Fälle, die nach dem Edingerschen Verfahren operiert waren, und bei denen durch nachfolgende Vereiterung die Gallertmasse und zum Teil die Kalbsarterien zur Ausstoßung kamen. Also niemals hier eine schmerzerregende Reizwirkung der in das Nerveninnere zweifellos eingedrungenen Bakterieninfektion!

Bei den primären Nervenabschüssen war das Verhältnis von Schußschmerz und Infektion folgendermaßen. Unter 63 Abschüssen, bei denen über Vorhandensein oder Fehlen von Schmerzen nähere Angaben vorliegen, verliefen 26 aseptisch, 37 waren infiziert. Unter den aseptischen Fällen fanden sich nur 2 mal Nervenschmerzen (= 8%), und zwar traten die Schmerzen einmal sofort nach dem Trauma, einmal erst am dritten Tage auf. Es handelte sich also nur um primäre Schußschmerzen durch rein mechanische Verletzungswirkung. Die 37 infizierten Nervenabschüsse weisen 8 Fälle mit Nervenschmerzen auf

($= 15\%$). Von diesen waren 4 gleichfalls sofort bei der Verletzung entstanden, also primäre Schußschmerzen, 3 mal entwickelten sich die Schmerzen erst im Narbenstadium nach 3, 4 und 8 Wochen, und nur einmal war die Möglichkeit vorhanden, daß die Wundinfektion die Bildung von Nervenschmerzen mitbeeinflußt hätte. In diesem Falle — ein Ischiadicusabschuß — waren allerdings schon unmittelbar nach der Verletzung Parästhesien von leicht schmerzhaftem Charakter im Fuße aufgetreten. Dieselben entwickelten sich aber erst 10 Tage nach der Verletzung zu echten „Neuralgien" und steigerten in den nächsten Wochen ihre Heftigkeit noch weiter.

Im ganzen also auch hier kein oder doch nur ein ziemlich unsicherer Einfluß der Infektion auf die Entstehung neuritischer oder neuralgischer Schmerzen!

Anders war es da, wo Nervenschußschmerzen bereits vorhanden waren. Hier konnten wir allerdings mehrfach feststellen, daß eine hinzutretende Infektion eine schwere Verschlimmerung der Schmerzen hervorrief. Es ist ja ein durchaus bekanntes physiologisches Gesetz, daß ein spezifischer Reizzustand — hier der sensible — durch das Hinzutreten eines nicht spezifischen, sogar ganz anders gearteten Reizes ohne weiteres in Steigerung versetzt werden kann.

Der Verlauf eines Ischiadicusschusses war hier charakteristisch.

Fall 8. Reservist M. Verletzung des Nerven in Höhe der Gesäßfalte. Keine Wundinfektion. Vom 2.—3. Tage Beginn brennender und reißender Schmerzen im Fuß und am Unterschenkel, die mit der Zeit immer mehr zunahmen. Parese des Fußes mit Hyperästhesie auf der Sohle und am äußeren Fußrande. — 6 Wochen nach Verletzung Operation (Dr. Schloessmann): Längsnarbe mitten im Nerven, von einem Knopflochdurchschuß herrührend. Narbenexcision. Umscheidung der Stelle mit frei überpflanztem Fett. Nach der Operation hohes Fieber, schwere Wundinfektion und außerordentlich heftige Nervenschmerzen, zuerst nur an der Operationsstelle, bald auch wieder im Fuß und Unterschenkel. Auf Drängen des Kranken wird wegen der unerträglichen Schmerzen nach 4 Wochen nochmals die Operationsstelle in Narkose freigelegt. Man kommt unter derben, oberflächlichen Narbenplatten auf eine mit schwammigen Granulationen ausgefüllte Höhle, in der der Ischiadicus liegt. Das Fett ist verschwunden. Der Nerv ist, soweit sichtbar, enorm verdickt, derb und geschwollen. Die frühere Excisionsstelle ist nicht mehr erkennbar. Kein Narbendruck. Ausgedehnte Längsspaltung des schwartig verdickten Epineuriums und Aufspaltung des gleichfalls schwartig umgewandelten und gequollenen Perineurium internum. Einlagerung des Nerven in Muskulatur. Drainage. Nach der Operation fortschreitende Schmerzbesserung, so daß Pat. nach 2 Monaten fast schmerzfrei ist.

Zusammenfassend möchte ich die Frage nach der Bedeutung der Infektion für die Nervenschußschmerzen folgendermaßen beantworten:

In einem vom Geschoß direkt nicht verletzten Nerven scheint die Ausbildung eines sensiblen Reizzustandes durch Infektion und Eiterung der Umgebung so gut wie ausgeschlossen. Auch bei einer Zusammenhangstrennung des Nerven ist die Aussicht, daß die ins Nerveninnere eindringende bakterielle Infektion zur Auslösung von Schmerzzuständen führt, anscheinend nur sehr gering. Dagegen scheinen primär durch das Trauma entstandene Schußschmerzen infolge hinzugekommener Infektion des verletzten Nerven regelmäßig recht erhebliche Verschlimmerungen zu erfahren. Für den in seinem schmerzleitendem Faseranteil bereits gereizten und überempfindlich gewordenen Nerven bedingt das Hinzutreten eines weiteren, wenn auch anders gearteten Reizmomentes fraglos eine Reizvermehrung und damit Schmerzsteigerung. So darf man wohl annehmen, daß manche der primären Verletzungsschmerzen leichter verlaufen und rascher abklingen würden, wenn der reizerhöhende Einfluß der Wundinfektion ausgeblieben wäre. Ebenso dürfte bei manchen infizierten Fällen, die erst im Spätstadium ihre Nervenschmerzen bekommen, eine Summierung von Infektion und Narbenreiz zustande gekommen sein. Das sind Dinge, die sich im einzelnen natürlich nicht mit Sicherheit beweisen lassen. Im allgemeinen aber glaube ich, daß zwischen der eigentlichen Entstehung der Schußschmerzen und der Wundinfektion nur äußerst geringe ursächliche Beziehungen bestehen.

III. Symptomatologie.

1. Schmerzcharakter und Schmerzformen.

Über die Gefühlsempfindungen im Augenblick des Verletzungsvorganges sind die Angaben der Beteiligten ziemlich übereinstimmend. Die meisten haben dabei von einem eigentlichen Schmerz überhaupt nichts wahrgenommen. Gewöhnlich bestand nur der Eindruck eines ungemein heftigen Schlages, der das ganze Glied traf, oder es wurde eine heftige elektrische Entladung, die von oben bis unten das Glied durchzuckt, empfunden. Wo wirklicher Schmerz bei der Verletzung verspürt war, geschah es fast nie an der Verletzungsstelle, sondern meist im peripheren sensiblen Ausbreitungsgebiet des betroffenen Nerven. So gaben die Leute mehrfach an, sie hätten im ersten Augenblick geglaubt, der Fuß oder die Hand sei ihnen abgerissen, während es sich nur um einen Halsplexus- oder Ischiadicusschuß handelte. Gelegentlich wurden kurz dauernde, motorische Reizbewegungen infolge der Nervenverletzung bemerkt, z. B. heftiges wiederholtes Zucken oder krampfhaftes Nachzittern in dem betroffenen Gliedabschnitt (vgl. Fall 2).

Weit größer ist nun die Mannigfaltigkeit in Form und Charakter, welche die auf die Verletzung folgenden Nervenschußschmerzen darbieten. Wir sehen da nebeneinander- und ineinanderfließend verschiedenartigste Schmerztypen, von den einfachen, kaum schmerzhaften Parästhesien an bis zu den charakteristischen Dauerschmerzen der Neuritis und schwersten neuralgischen Schmerzanfällen.

Parästhesien — Kribbeln, leichtes Brennen, Gefühl schmerzhaften Elektrisiertwerdens — hat fast jeder Nervenschußverletzte in der ersten Zeit der Verwundung vorübergehend durchgemacht, wenn er auch sonst von Schmerzempfindungen völlig frei blieb. Sie sind der bescheidenste Ausdruck der auf den sensiblen Nervenstrang ausgeübten mechanischen Reizwirkung. Von diesen Parästhesien führen durch zunehmende Beimischung von Schmerzsymptomen zahlreiche Übergangsformen zu den echten Schußschmerzen über.

Der eigentliche Nervenschußschmerz tritt vorzugsweise in zwei Typen auf: dem neuritischen und dem neuralgischen.

Der neuritische Typ ist weitaus der häufigste. Die Schmerzen sind dadurch ausgezeichnet, daß sie mehr oder weniger dauernd vorhanden sind. Es ist gewöhnlich ein gleichmäßiges Brennen, Stechen, Ziehen, das in dem verletzten Nervengebiete ununterbrochen empfunden wird. Die Verwundeten brauchen sehr häufig selbst das Bild von glühendem Eisen, mit dem sie berührt oder siedendem Wasser, in das ihre Hand oder der Fuß getaucht würden. Zu diesem nur wenig schwankenden Grundschmerze, der außerdem stets auf ein bestimmt umschriebenes Gefühlsfeld beschränkt ist, gesellen sich dann als durchaus charakteristisch für den Schußschmerz zeitweilige anfallsweise Schmerzsteigerungen. Es ist, als ob neuralgische Zustände sich da mit hineinmischen wollten. Die Kranken bekommen plötzlich starke, zum Teil außerordentlich heftige Schmerzen, die ruckartig in Form von heftigen Schlägen durch das verletzte Nervengebiet hindurchreißen. In ihrer gutartigsten Form treten sie nur hier und dort als vereinzelte Zuckungen auf. Sie können sich jedoch auch häufen und dann den Charakter richtiger Anfälle von minuten- bis stundenlanger Dauer annehmen. Von seiten der Kranken sind diese „Schläge" oder „Zuckungen" immer sehr gefürchtet. Nachts genügt meist ein vereinzeltes Durchreißen, um den mit Mühe erlangten Schlaf sofort für längere Zeit zu unterbrechen. Das Ausbreitungsgebiet dieser durchfahrenden Schmerzen ist im Gegensatz zu dem der Dauerschmerzen viel ausgedehnter. Sie strahlen gewissermaßen blitzartig „durch das ganze Glied" hindurch, ohne daß ihre Bahn sich näher umgrenzen oder bestimmen ließ.

Je mehr diese anfallsweisen Schmerzsteigerungen bei dem Einzelfall in den Vordergrund treten, um so mehr nähert sich dieser in seinem Wesen den Schußschmerzen mit rein neuralgischem Typ.

Vorbedingung für das, was wir lehrbuchgemäß als Neuralgieschmerzen zu bezeichnen pflegen, ist einmal das anfallsweise Auftreten der Schmerzen, sodann das Fehlen jedes Schmerzes in den anfallsfreien

Zwischenpausen. Ich bemerke sofort, daß sich diese Bedingungen bei den Schußschmerzen in vollendetem Maße nur ganz selten erfüllt finden. Wir haben unter den 98 Nervenschüssen, die mit Schmerzen verliefen, nur einen einzigen gesehen, bei dem die Schmerzen wirklich dem Typus der reinen Neuralgie entsprachen. Der Fall, der sehr bemerkenswert ist, und auf den ich später noch zurückgreifen werde, sei kurz mitgeteilt:

Fall 9. Musketier F. Infanterieschuß durch Oberarmmitte mit Humerusfraktur. Sofort völlige motorische Lähmung von Hand und Fingern, die $^1/_4$ Jahr anhielt, um dann einer langsamen Bewegungsrückkehr zu weichen. 8 Monate nach der Verletzung ist nur noch Dorsalflexion der Hand und der Finger beschränkt. Die Sensibilität am Unterarm und an der Hand ist von Anfang an kaum gestört. In den ersten 8 Wochen ist Pat. frei von jeder Schmerzempfindung. Dann stellten sich unvermittelt Schmerzen von ausgesprochen neuralgischem Charakter ein. Sie kommen anfallsweise mit völlig schmerzfreien Zwischenpausen von durchschnittlich 2—5 tägiger Dauer. Behandlungsversuche mit Wärme (Heißluft) oder Kälte (Eisumschläge) steigern regelmäßig die Schmerzen. Wundheilung sehr langsam unter lang anhaltender Eiterung.

4 Monate nach der Verletzung erfolgt eine ganz akute und ungemein heftige Steigerung der Schmerzzustände. Die Anfälle setzen zu nicht bestimmbarer Zeit blitzartig mit voller Gewalt ein. Durchschnittliche Dauer des Anfalles 2 bis 3 Stunden, einige Male jedoch hielten die rasenden Schmerzen auch 2—3 Tage und Nächte ununterbrochen an. Während der Schmerzzustände schreit Pat., solange er nicht unter Morphium steht, laut und gellend, so daß es weithin hörbar ist. Gelegentlich wurde im Zusammenhang mit den Anfällen Fiebersteigerung bis 39° beobachtet. Die Stärke der jeweiligen Schmerzen erwies sich als ziemlich genau abhängig von der Länge des vorhergegangenen schmerzfreien Intervalles. Je kürzer dieses gewesen war, um so leichter die Schmerzen, je länger die vorangegangene schmerzfreie Zeit, um so stärker der nachfolgende Anfall.

Für die Schmerzen selbst bestand keine bestimmte Lokalisation. Sie fuhren ruckweise durch den ganzen Arm und die Hand hindurch unter Bevorzugung des Handrückens und der Radialseite des Vorderarmes. Der sonst immer zu beobachtende, gleichmäßig brennende Grundschmerz fehlte

Trophische Nervenstörungen waren nicht vorhanden, ebensowenig Gefühlsstörungen in der Hand. Besonderer Druckschmerz der Nervenstelle des verletzten Armes ließ sich nicht nachweisen.

Die heftigen Schmerzanfälle blieben bis zum 6. Monat nach der Verletzung unvermindert bestehen. Erst von dieser Zeit ab trat ein deutliches Nachlassen ein, ohne daß man mit Sicherheit der angewandten Behandlung (wiederholte Novocaininjektionen in den Halsplexus) die Schuld beimessen konnte. 14 Monate nach Verletzung sind die Schmerzzustände zwar sehr erträglich, aber noch nicht ganz geschwunden und auch jetzt noch anfallsartig.

Abgesehen von dem eben geschilderten Falle konnten wir bei allen übrigen „Schußneuralgien", mochten sie noch so typischen Anfallcharakter haben, stets nebenher den Dauerschmerz feststellen, der dem ganzen Zustande unbedingt den Stempel des neuritischen Schmerztypus aufdrückt. Bei Schmerzzuständen, die von vornherein mit geringer Heftigkeit auftraten, oder aber bei solchen, die im Stadium der Rückbildung sich befanden, sahen wir wohl gelegentlich, daß auch der Dauerschmerz für Stunden oder über Nacht vollkommen verschwand. Im allgemeinen blieben diese Beobachtungen aber Ausnahmen.

Die Intensität der Schußschmerzen erreicht zuweilen ganz außerordentliche Grade. Sie sind zum Teil sicher mit das Schlimmste, was es überhaupt durchzumachen gibt, und wenn ich gelegentlich in einer Krankengeschichte solche Schmerzzustände als „wahnsinnig" bezeichnet fand, so muß ich diesen Ausdruck als vielsagendes Bild gelten lassen. Auch Oppenheim (loc. cit.) bestätigt, daß „die Vehemenz der Schmerzen den Kranken bis zur Raserei bringen kann". Durchweg sind die durchreißenden, anfallsartigen Schmerzsteigerungen schlimmer als die Dauerschmerzen. Es können jedoch auch die letzteren so quälend sein, daß die davon Befallenen Tag und Nacht bis auf die wenigen Stunden, da das Morphium ihnen Ruhe schafft, ohne Unterbrechung vor sich hinstöhnen. Wenn die durchfahrenden Schmerzen auftraten, sahen wir auch Menschen, die sonst einen vollauf widerstandsfähigen Eindruck machten, laute Schmerzlaute von sich geben, und bei dem vorstehend erwähnten Musketier F., der im übrigen der frischeste und heiterste Bursche von der Welt war, gellten die Schmerzensschreie durch das Haus, daß man sie durch zwei Stockwerke hören konnte.

2. Lokalisation der Schmerzen.

Es war schon oben erwähnt, daß in bezug auf den Sitz die dauernd vorhandenen Schmerzen von den zeitweiligen Steigerungen sich unterscheiden. Die anfallsartigen Schmerzempfindungen sind von dem Kranken überhaupt nicht bestimmt lokalisierbar. Sie durchzucken den Nervenstamm von der Verletzungsstelle aufwärts und abwärts bis in die letzten Ausbreitungen. Der Sitz der Dauerschmerzen wird dagegen meist viel umschriebener angegeben.

Aber auch hier gibt es noch Unterschiede. Die Schmerzausbreitung kann manchmal mit anatomischer Genauigkeit dem sensiblen Hautgebiet des betroffenen Nerven entsprechen, oder aber sie kann wahllos nur einen Teil dieses Bezirkes und zugleich Hautgebiete von Nachbarnerven mitbefallen. Irgendwelche Rückschlüsse auf Art und Ausdehnung der Nervenverletzung lassen sich aus der peripheren Schmerzlokalisation natürlich nicht ziehen. Gewöhnlich ist es so, daß bei Verletzungen kleiner Nervenstämme (Radialis, Ulnaris usw.) der Schmerzsitz der Anatomie besser entspricht als bei großen Nervenstämmen. Am richtigsten war das Verhalten regelmäßig bei den wenigen, mit Schmerzen verbundenen Radialschüssen. Als besonderer Lieblingssitz der Schmerzen werden die Gelenkenden (Hand-, Fuß-, Finger- und Zehengelenke) bezeichnet. Am hervorstechendsten ist das bei hochsitzenden Nervenschüssen mit einem großen Schmerzausbreitungsgebiete. Glatte Abschüsse wiesen im allgemeinen eine der Anatomie mehr entsprechende Schmerzlokalisation auf, als Prellungs- oder Erschütterungsschüsse. Überspringen des Schmerzes in ein vom Schuß sicher nicht beschädigtes Gefühlsgebiet beobachteten wir in einem Fall von Ischiadicusabschuß in Oberschenkelmitte mit schwersten Schmerzzuständen. Die ununterbrochenen brennenden Schmerzen wurden hier merkwürdigerweise auch im Gebiete des Nervus saphenus in voller Heftigkeit empfunden. Als nach der Operation, die in weitgehender Resektion des Ischiadicusstammes bestand, die Schmerzen im Gebiete dieses Nerven mit einem Schlage verschwunden waren, hielten sie im Saphenus noch 2—3 Tage langsam abklingend an.

3. Äußere Einflüsse.

Eine große Anzahl von Schußschmerzen läßt eine nicht zu verkennende Abhängigkeit von den Tageszeiten erkennen. Es besteht ein periodisch wechselndes An- und Abschwellen der Schmerzintensität im Zusammenhang mit den Stunden. Sehr häufig ist es so, daß am Spätnachmittag oder gegen Abend die Schmerzsteigerung beginnt, daß dann auch die durchreißenden neuralgiformen Schmerzen sich vorwiegend einstellen und dieser Zustand bis nach Mitternacht anhält. Unter solchen Umständen ist der Nachtschlaf natürlich aufs bedenklichste gefährdet und die Nacht von dem Kranken mit Recht gefürchtet. Verhältnismäßig besser sind diejenigen dran, denen die Schmerzen nachts mehr Ruhe lassen, um sie am Tage — meist dann im Lauf des Vormittags — zu befallen. Es gibt schließlich auch solche Fälle, bei denen die Schmerzperioden mehrmals am Tage wechseln und trotzdem oft mit lächerlicher Genauigkeit ihre Zeit einhalten.

Ein Reservist mit Prellschuß des Infraclavicularplexus bekam z. B. täglich zwischen 9 und 10 Uhr vormittags und 4—5 Uhr nachmittags seine Schmerzsteigerungen. Dieselben hielten genau 4—5 Stunden an und verschwanden dann mit absoluter Zuverlässigkeit. Der Mann konnte sich, wenn er irgend etwas vornehmen wollte (er besuchte Invalidenlehrkurse), unbedingt auf diese zeitliche Regelmäßigkeit seiner recht erheblichen Schmerzperioden verlassen.

Fast noch sonderbarer ist die Beeinflußbarkeit der Nervenschußschmerzen durch Witterungsverhältnisse. Es gibt kaum einen Fall, der davon ganz frei geblieben wäre, während bei der Mehrzahl diese Abhängigkeit geradezu erstaunliche Formen annimmt. Typisch ist es, daß, wenn man an einem Tage mit „kritischem" Barometerstand an die Krankenbetten von Nervenverletzten mit Schmerzen tritt, man überall dieselben Klagen über gesteigerte Schmerzempfindung zu hören bekommt.

Es ist mir nun trotz vielfach darauf gerichteter Aufmerksamkeit nicht gelungen, allgemein geltende Wechselbeziehungen zwischen Barometerstand und Schmerzverhalten etwa festzustellen. Das Verhältnis

kann ganz verschieden sein: Manche Kranke fühlen sich bei feuchtem,
regnerischem Wetter schmerzfreier und besser, andere bei trockener,
warmer Witterung. Der Patient, der längere Zeit mit seinen Schmerzen
zu tun hat, weiß darüber durch eigene Beobachtungen genau Bescheid.
Eine gewisse größere Übereinstimmung besteht nur in einem Punkte.
Der Witterungswechsel, besonders wenn er mit heftigen und raschen
Barometerschwankungen verbunden ist, erzeugt bei den allermeisten
Schußschmerzen eine erhebliche Intensitätssteigerung, und zwar trifft
das, nach meinen Erfahrungen, in vermehrtem Maße zu beim Übergang
von guter Witterung zu schlechtem, regnerischem Wetter. Am auffälligsten war die Erscheinung immer bei bevorstehendem Gewitter.

Befriedigende Erklärungen für diese Beeinflussung von Schmerzen
— es gilt das ja auch für die rheumatischen Schmerzen aller Art — durch
meteorologische Faktoren sind meines Wissens bisher noch nicht gegeben worden. Loewenthal[1]), der von einem intelligenten Patienten
mit Nervenschußschmerzen, die stark auf Witterungseinfluß ansprachen,
genaue Aufzeichnungen anfertigen ließ, fand, daß weder barometrische
noch thermometrische, noch hygrometrische Änderungen allein, auch
nicht bestimmte Windrichtungen oder Niederschläge wirksam waren,
sondern daß die Schmerzen immer einige Stunden vor einem Wetter-
umschlag und bei stärkerer Luftwärme zunahmen. Es ist wohl möglich,
daß Druck und Feuchtigkeitsgehalt der Luft eine gewisse Rolle spielen.
Es ist aber auch nicht auszuschließen, daß der Elektrizitätsgehalt oder
Wärmegrad der Luft eine spezifische Einwirkung auf den gereizten
Nerven ausüben.

Daß die Wärme allein eine steigernde Wirkung auf Nervenschmerzen
auszuüben vermag, kann man bei Schußverletzungen recht häufig erfahren. Es gibt Kranke mit Schußschmerzen, die es peinlich vermeiden,
in der Sonne zu gehen oder auch nur in der Sonne zu sitzen, weil sie
bemerkt haben, daß dann nach kurzer Zeit regelmäßig die Schmerzen
im Arm und Bein sich verstärken. Es gibt andere, die nachts ihr schmerzhaftes Glied unbedeckt lassen, weil es stärker zu schmerzen beginnt,
„sobald es warm wird". Wieder andere sagen einem aus ihren Erfahrungen heraus, daß im Winter ihre Schmerzen allgemein viel erträglicher
seien als im Sommer. Endlich haben wir vielfach und eigentlich recht
zu unserer Überraschung die Erfahrung gemacht, daß heiße Hand-
und Fußbäder, warme Packungen oder gar Heißluftbäder, die zur
Linderung der Schmerzen verordnet waren, ganz im Gegenteil recht
erhebliche Schmerzvermehrung hervorriefen, so daß die Verwundeten
energisch die Weiterbehandlung ablehnten.

Dieser reizerhöhende Einfluß der Wärme findet offenbar seine Er-

---

[1]) Loewenthal, Über die Behandlung von Nervenverletzungen. Berliner
klin. Wochenschr. 1916, Nr. 9.

klärung in der begleitenden Hyperämie und der dadurch hervorgerufenen Blutdrucksteigerung im Gebiete der schmerzhaften Nerven. Auch aus anderen Momenten kann man diese Wirkung des gesteigerten Blutdruckes sehr gut erkennen. So waren einzelne Kranke mit Schußschmerzen in der Hand nicht zu bewegen, den immer krampfhaft in Ellenbogenbeugung gehaltenen Arm herabhängend zu tragen, weil sie behaupteten, daß „wenn das Blut hineinschösse", die Schmerzen ärger würden. Andere mit Beinschmerzen waren aus dem gleichen Grunde kaum zum Gehen oder zu Gehübungen zu bringen. Angesichts der schmerzlindernden Wirkungen der Bierschen Stauungshyperämie wurde mehrfach versucht, die Leute zu längerem Hängenlassen ihrer Gliedmaßen zu zwingen, in der Erwartung, daß die in den vasomotorisch gestörten Teilen alsbald einsetzende venöse Stauung von Einfluß werden möchte. Ein Erfolg wurde nie gesehen. Auch die Tatsache, daß alle Körperbewegungen oder körperlichen Anstrengungen, bei denen aber das verletzte Glied gar nicht mit bewegt wird (z. B. das Verlassen des Bettes und Umhergehen von Leuten mit Armschmerzen), schmerzvermehrend wirkt, ist wohl nur durch allgemeine Blutdrucksteigerung zu erklären.

Am eigenartigsten offenbarte sich der Einfluß der Blutdruckserhöhung auf die Schmerzen bei einigen Kranken, die sehr bestimmt und spontan die Angabe machten, daß nach dem Genuß von heißem Kaffee oder Tee, ja sogar nach dem Genuß von heißer Suppe unverzüglich vermehrte Schmerzen auftreten. Wir haben solche Angaben nicht weniger als 6 mal erhalten. In 2 Fällen, in denen die heiße Suppe beschuldigt wurde, wurde durch Verabreichung abgekühlter Suppe die Gegenprobe gemacht: jedesmal mit ausgesprochenem Erfolge. Übrigens waren die Patienten selbst schon auf diesen Ausweg gekommen.

In den glücklicherweise seltenen Fällen, in denen die Schmerzen sehr heftig sind, und durch wochenlanges unverändertes Fortbestehen den nervösen Gesamtzustand allmählich in Mitleidenschaft gezogen haben, reichen schließlich schon ganz gewöhnliche Sinnesreize oder psychologische Reize aus, um den locus minoris resistentiae ihres Nervensystems in gesteigerte Erregung zu versetzen. Man muß hier gewissermaßen von einer Reflexwirkung auf die Schmerzen sprechen. In diesen Stadien genügt ein Stoß an das Bett, das Aufdecken der Bettdecke, das Zuschlagen einer Tür, das Pfeifen eines Mitkranken oder anderes lautes Geräusch, um bei den schreckhaft gewordenen Menschen unmittelbar einen Schmerzanfall auszulösen. Auch rein psychische Erregung, die Besprechung eventueller Operation, Mitteilung aus der Heimat, ja schließlich schon die Furcht, daß der an das Bett tretende Arzt eine Untersuchung vornehmen könnte, erhöht bei den bemitleidenswerten Kranken das Maß ihres Schmerzes.

Selbstverständlich können psychische Eindrücke unter geeigneten Umständen auch die gegenteilige Wirkung entfalten. So ist es oft recht zweckmäßig, Leute, bei denen die Schmerzen weniger stark oder gar in Rückbildung begriffen sind, möglichst früh aus dem Bett zu bringen und ihnen Bewegungsfreiheit zu verschaffen, auch wenn sie anfangs sich dagegen sträuben. Das Aufsein bringt notwendigerweise Abwechselung und Ablenkung mit sich und dadurch vergessen die Kranken vorübergehend mehr oder weniger ihre Schmerzen. Wir haben gesehen, daß solche Leute manchmal am Abend gar nicht mehr in das Bett zu bringen waren, weil sie sich dann „mit ihren Schmerzen wieder allein fühlten".

Es braucht wohl kaum erwähnt zu werden, daß auch mechanische Einwirkungen, die von außen kommen, die Schmerzintensitiät zu erhöhen vermögen. Stoß gegen das verletzte Glied, Druck auf die Verletzungsstelle des Nerven erhöhen unweigerlich dessen sensiblen Reizzustand. Über das Verhalten des Nervendruckschmerzes wird noch in anderem Zusammenhange zu sprechen sein. Hier interessiert uns dagegen noch ein Faktor für die Schmerzauslösung, der zwar auch mechanischer Natur ist, aber mehr innerlich zur Wirkung kommt: die Bewegung.

Praktisch spielt die Frage der Schmerzsteigerung durch Bewegung an dem verletzten Gliede eine nicht unerhebliche Rolle. Denn wenn wir versuchen, die durch Lähmung oder Ruhigstellung versteiften Gelenke und Gliedabschnitte auf mediko-mechanischem Wege wieder beweglich zu machen, treffen wir alsbald auf einen ungeahnten Widerstand von seiten der Patienten, die an Schußschmerzen leiden. Die Kranken wehren sich gegen alle Bewegungsversuche mit der Begründung, daß ihre Schmerzen dabei sich verschlimmerten. Nun ist das, wenn der Mann z. B. einen Halsplexus- oder Oberarmschuß hat und ich ihm seine versteiften Fingergelenke mobilisiere, ohne Oberarm und Schulter überhaupt mitzubewegen, für den ersten Augenblick nicht so ganz verständlich. Um so mehr, wenn ich vielleicht einen zweiten Kranken habe mit ähnlichem Verletzungssitz, mit annähernd gleichen Lähmungen und Schmerzen, bei dem ich Hand und Finger beliebig und ohne Schmerzensäußerungen bewegen kann. Man muß sich da über zweierlei klar werden. Zuerst, daß der Bewegungsschmerz bei Nervenverletzungen in doppelter Form auftritt: nämlich einmal bei Bewegungen, die an der Verletzungsstelle des Nerven zur Wirkung kommen. also in dem Gliedabschnitt, der die Schußwunde trägt, das andere Mal bei Bewegungen, die peripher von diesem Gliedteil, ohne dessen Mitbeteiligung, ausgeführt werden. Die Einwirkung auf den schmerzhaften Nerven ist in jedem Falle eine andere. Im ersten Falle wird der Reiz auf den Nerven vorwiegend ausgeübt durch die perineurale Schußnarbe, die sich zwischen Nerv und benachbarter Muskulatur ausspannt und bei Bewegung der letzteren selbstverständlich Zerrung und Druck an der Nervenwunde hervorrufen muß. Die Folgen sind die sogenannten Narbenzugschmerzen bei Bewegungen, auf die schon Voelcker[1]) und Lewandowsky[2]) aufmerksam gemacht haben. Sie sind keineswegs selten und zu Beginn der mediko-mechanischen Behandlung zuweilen auch bei solchen Nervenverletzungen zu beobachten, die vorher keine Erscheinungen eigentlicher Schußschmerzen darboten.

Bei den Fällen, wo die Schmerzsteigerung ausgelöst wird durch Bewegungen fern von der Nervenschußstelle in einem unverletzten, peripheren Gliedabschnitt. kann natürlich nur eine indirekte Reizung des Nerven vorliegen. Die vielleicht nur passiv ausgeführte Bewegung erzeugt in der im Reiztonus sich befindenden sensiblen Leitungsbahn des verletzten Nerven in derselben Weise ein Schmerzgefühl (oder eine Schmerzsteigerung), wie es bei leiser Berührung einer hyperalgetischen Hautzone geschieht. Dieser „verletzungsferne Bewegungsschmerz" fällt deshalb in seinem Wesen recht eigentlich zusammen mit dem der Hyperästhesie und Hyperalgesie, und bezeichnenderweise finden wir ihn nur da, wo neben Schußschmerzen solche periphere Überempfindlichkeit vorhanden ist. Anatomisch handelt es sich in diesen Fällen immer um eine unvollständige Leitungsunterbrechung der sensiblen Bahn, also um Erschütterung oder Prellung. Bestehen — wie in dem oben gewählten Beispiel — in das Gliedende ausstrahlende Nervenschmerzen und fehlt der „verletzungsferne Bewegungsschmerz", so kann man mit ziemlicher Sicherheit eine völlige Leitungsunterbrechung durch schwere Prellung oder Abschuß diagnostizieren. Es ist ein tückischer Zufall, daß gerade bei den Kommotionsschüssen, bei denen die Prognose für endgültige Wiederherstellung verhältnismäßig günstiger ist als bei anderen Nervenschußverletzungen (Perthes, loc. cit.), die periphere Hyperästhesie und der periphere verletzungsferne Bewegungsschmerz am stärksten ausgeprägt sind. Damit werden gerade in diesen Fällen der vorbeugenden mediko-mechanischen Behandlung zur Verhütung von Contracturen besondere Schwierigkeiten in den Weg gelegt.

4. Objektive Begleiterscheinungen.

a) Zu den regelmäßigsten Begleitern der Nervenschußschmerzen gehören die motorischen und sensiblen Lähmungen.

Die motorische Lähmung findet sich in der ganzen Stufenleiter ihrer Ausbildung dem Schußschmerz vergesellschaftet, von der ein-

<hr>

[1]) Voelcker, Operative Befunde bei Schußverletzungen peripherer Nerven. Deutsche Zeitschr. f. Chir. **133**, 65.

[2]) Lewandowsky, Die Kriegsverletzungen des Nervensystems. Berliner klin. Wochenschr. 1914, Nr. 51.

fachsten, rasch sich zurückbildenden Parese bis zur schwersten Paralyse. Gänzliches Fehlen motorischer Lähmungen bei verhältnismäßig recht starken und hartnäckigen Reizschmerzen haben wir nur in einem einzigen Falle, einem Medianusprellschuß am Oberarm gesehen.

Es handelte sich um einen glatten, aseptisch verheilten Oberarmdurchschuß, nach dem sofort heftige Nervenschmerzen auf der Volarseite der Hand und des Unterarms, vorzüglich in der Gegend des Handgelenkes und der Fingergrundgelenke bemerkt wurden. Die Schmerzen waren in den ersten 4 Wochen sehr stark und verringerten sich dann allmählich, ohne jedoch ganz zu schwinden. Die Beweglichkeit von Hand und Fingern war auch in der ersten Zeit nach der Verletzung durchaus ungestört geblieben. Nur die Ellenbogenstreckung erlitt, offenbar infolge der Durchschießung der Beugemuskulatur, eine geringe Einschränkung. Auch die Sensibilität am Unterarm und an der Hand war ohne jede Störung geblieben. Bei der $\frac{1}{4}$ Jahr nach der Verletzung wegen der anhaltenden Schmerzen vorgenommenen Operation (Endoneurolyse, Dr. Schloessmann) fanden sich recht erhebliche endoneurale Verlötungen der Nervenkabel des freigelegten Medianus. Faradische Reizung der einzelnen Kabel ergab prompteste Erregbarkeit des ganzen motorischen Medianusgebietes. Nur an einem Kabel fehlte jede motorische Reizwirkung, so daß man es als sensible Bahn anzusprechen berechtigt war. Bemerkenswerterweise waren an ihm die endoneuralen Schwielen am beträchtlichsten.

Wo sonst bei der Untersuchung schmerzbehafteter Nervenschüsse Bewegungslähmungen zu fehlen schienen, handelte es sich stets um Fälle in zeitlich vorgeschrittenem Zustande, bei denen ursprünglich vorhanden gewesene Lähmungserscheinungen sich bereits wieder zurückgebildet hatten, während der sensible Reizzustand noch anhielt. Sie sind im ganzen selten.

Die Erklärung für das so regelmäßige Vorkommen von motorischen Störungen bei Nervenschußschmerzen ergibt sich aus der bekannten Tatsache, daß von den Leitbahnen des gemischten Nerven die motorische traumatischen Einwirkungen gegenüber viel weniger widerstandsfähig ist als die sensible. Verletzungen, welche den Nerven offenbar ganz gleichmäßig beteiligen wie z. B. die Fernerschütterungen bei Kommotionsschüssen, haben so gut wie stets stärkere motorische als sensible Lähmungen zur Folge. Man kann daher annehmen, daß, wenn ein Trauma ein sensibles Nervenkabel so trifft, daß es zur chronischen Reizbildung kommt, das eng benachbarte motorische Kabel so gut wie immer eine Schädigung seiner Funktionsfähigkeit d. h. mehr oder weniger starke Lähmung mit erleiden wird.

Erheblich vielseitiger als die Beziehungen der Bewegungsstörungen sind die der sensiblen Störung zum Nervenschußschmerz.

Der Schußschmerz tritt nämlich, obwohl er wie die periphere Gefühlsempfindung der sensiblen Sphäre des verletzten Nerven entspringt, in vollkommener Unabhängigkeit von jener auf. Es kann in dem Nerven-

.bezirk, den er befallen hat, ebensogut vollkommene Anästhesie, wie erhaltene Sensibilität oder gar Hyperästhesie herrschen. Das Entscheidende für Erhaltung oder Verlust der peripheren Gefühlsempfindung liegt in der erfolgten oder unterbliebenen Leitungsunterbrechung des Nerven am Verwundungsort. Für den Schußschmerz spielt dies keine Rolle. Auch bei totalem Abschusse des Nerven, also vollkommenster Leitungsunterbrechung werden die Reizschmerzen, die im zentralen Nervenstück entstehen, doch so in das periphere Verteilungsgebiet des Nerven projiziert, daß es zunächst scheint, als ob sie von dort überhaupt ausgingen. Erst eine Sensibilitätsprüfung, bei der die periphere Gefühllosigkeit sichergestellt wird, vermag hier über den wahren Ausgangspunkt der Schußschmerzen aufzuklären. Die Ausführung solcher Gefühlsprüfungen bei starken, anhaltenden, in die Peripherie ausstrahlenden Schußschmerzen ist übrigens zuweilen keineswegs einfach, zumal wenn man sich bemüht, nur die feine „epikritische" Empfindlichkeit für Oberflächenberührung nachzuweisen. Bei den fortgesetzt hier und dort stechenden, zuckenden und brennenden Schmerzempfindungen ist für den Kranken die Wahrnehmung unserer Berührung sehr erschwert. Mancher Berührungsreiz wird von den spontanen Schmerzen gänzlich übertäubt und geht verloren, andererseits werden sehr oft spontane Empfindungen für Untersuchungsberührungen gehalten und es wird bestimmtes Gefühl angegeben, wo durchaus Gefühllosigkeit herrscht. Schließlich läßt auch bei den durch ihre Schmerzen so angegriffenen Kranken die Aufmerksamkeit auffallend rasch nach und erschwert auch in dieser Weise die Untersuchung.

Weit häufiger als mit peripherer Anästhesie findet sich nun der Schußschmerz mit peripherer Hyperästhesie im Gebiet des verletzten Nervenstammes vergesellschaftet. Die Tatsache kann an sich nicht wundernehmen. Wenn schon einmal im sensiblen Kabel ein Reizzustand geschaffen ist, der spontane Schmerzbildung herbeiführt, so liegt es nahe, daß auch die periphere Gefühlsleitung, die dieses Kabel durchläuft, zu einer pathologischen Steigerung gebracht wird. Wir werden diesen Punkt noch in anderem Zusammenhang zu besprechen haben. In der Tat lehrt uns die Erfahrung, daß die allerschwersten Hyperästhesien und Hyperalgesien immer nur im Zusammenhang mit Nervenschußschmerzen vorkommen.

Wir haben solche Verletzte gesehen, bei denen jede Gefühlsprüfung in dem überempfindlichen Hautbezirk unmöglich wurde, weil schon die oberflächlichste, feinste Berührung mit anscheinend unerträglichen Schmerzen beantwortet wurde.

Für die diagnostische Beurteilung einer Nervenverletzung ergibt sich aus dem Vorhandensein peripherer Überempfindlichkeit neben Schußschmerzen die Folgerung, daß eine gröbere Zusammenhangstrennung des Nerven nicht stattgefunden haben kann. Es handelt sich da ausschließlich um Prellung oder Erschütterungseinwirkung auf den Nerven.

b) In gewissem Zusammenhange mit der Frage der peripheren Sensibilität steht die der Druckempfindlichkeit des verwundeten und spontan schmerzhaften Nerven.

Ehe wir ihr jedoch nähertreten, seien einige Bemerkungen über das Verhalten des Nervendruckschmerzes bei Nervenschüssen ohne Schußschmerzen vorausgeschickt, die sich aus unseren Beobachtungen im Kriege bisher ergeben haben. Bei fast allen diesen Nervenverletzungen, die man frisch untersucht, besteht eine erhöhte Druckempfindlichkeit am Schußort und beiderseits direkt neben diesem, während im übrigen der getroffene Nervenstamm auf Druck nicht abnorm reagiert. Die erhöhte lokale Druckempfindlichkeit läßt nun mit der Zeit rascher oder langsamer nach und schwindet nach vollendeter Wundheilung gewöhnlich ganz. Sie kann sich jedoch auch bei den schmerzensfreien Nervenschüssen außerordentlich lange — monate- und jahrelang — erhalten, und zwar dann, wenn an der Verletzungsstelle ein Neurom zur Entwicklung kam. Neurome — auch solche in der Kontinuität — bleiben bekanntlich außerordentlich lange lokal druckschmerzhaft. Das Charakteristische an diesem Neuromdruckschmerz ist aber, daß er nur soweit reicht, wie die narbigen Veränderungen im Nervenstamm sich ausbreiten. Eine Unkenntnis dieser Tatsache kann sehr leicht die Untersuchung irreführen, ganz besonders bei Schußwunden, in denen die narbigen Veränderungen um den Nerven meist viel weiter proximal- und distalwärts sich ausbreiten, als man von außen vermutet. Wenn das Schußneurom sich beispielsweise inmitten einer 12—15 cm langen perineuralen (muskulären) Narbenplatte befindet und man will irgendwo an den Enden der Narbe den Nerv auf Druckempfindlichkeit prüfen, so kann dieser Druck in der Narbe bis zu der empfindlichen Neuromstelle fortgeleitet und dort als „Zerrungsschmerz" empfunden werden, während an der Stelle, an der ich drückte, eigentlich völlige Unempfindlichkeit des Nerven bestand. Ich füge hier zur Veranschaulichung ein typisches Beispiel an:

Unteroffizier Z. Suprakondylärer Oberarmschuß am 22. XII. 1914. Vollkommene motorische und sensible Medianuslähmung. Langwierige Wundeiterung. Nie eine Spur von Nervenschmerzen! Bei der Untersuchung nach $1^1/_2$ Jahr findet sich in der etwa 15 cm langen, suprakondylären Schußnarbe deutlich fühlbar ein Neurom, dessen Betastung ein sehr schmerzhaftes, in den 2. und 3. Finger ausstrahlendes Gefühl hervorruft. Die Medianuslähmung ist unverändert.

Die Prüfung des Neuromdruckschmerzes ergibt folgendes:

Druck auf Neurom: ausstrahlender Schmerz durch Unterarm in 2. und 3. Finger.

Druck fingerbreit distal von Neurom: ebenso.

Druck weiter distal am Rande der Narbe: ebenso, aber viel weniger empfindlich.

Druck auf Nerven distal von der Narbe und am Handgelenk: unempfindlich.

Druck dicht proximal vom Neurom: wie bei Druck auf Neurom selbst.
Druck 2 Querfinger über Neurom (in der Tiefe noch Narbe fühlbar): viel weniger
  empfindlich.
Druck 3 Querfinger oberhalb (jenseits) der Narbe: empfindungslos.

Für alle Nervenschüsse — mögen sie mit oder ohne Schußschmerzen
verlaufen — gilt außerdem noch die Regel, daß erhöhte Druckempfindlichkeit des peripher vom Verletzungsort liegenden Nervenstranges
selbstverständlich immer vermißt wird, wenn ein Abschuß oder ein
mit gänzlicher Unterbrechung der sensiblen Leitung verbundener Prellschuß vorliegt.

Wenden wir uns nach diesen Vorbetrachtungen wieder den Nerven-
schüssen mit Nervenschmerzen zu, so haben wir bei ihnen auf
Grund von 18 genauer nachgeprüften Fällen folgendes bezüglich des
Verhaltens des Druckschmerzes festzulegen.

Die Druckempfindlichkeit des verletzten Nervenstranges spielt hier
eine viel größere Rolle. Sie tritt nicht nur häufiger und intensiver,
sondern auch in viel breiterer örtlicher Ausdehnung auf. In frisch-
verletzten Fällen fehlt sie anscheinend nie. Nur bei älteren, in Heilung
begriffenen Verletzungen, bei denen auch die spontane Schmerzhaftigkeit
im Rückgang begriffen ist, kann sie zuweilen vermißt werden. Im
peripher vom Schußort gelegenen Nervenabschnitt entspricht die Intensität des Druckschmerzes ziemlich regelmäßig dem Grade der vorliegenden Hyperästhesie, im proximalen Abschnitt läßt sich solche
Abhängigkeit nicht erkennen. Beziehungen zur Stärke der Spontanschmerzen fehlen gleichfalls. Die Ausbreitung der Druckempfindlichkeit in der Länge des Nervenkabels reicht immer viel weiter, als bei den
Fällen ohne Spontanschmerzen. Besonders den distalen Kabelteil
konnten wir häufig bis an seine Aufspaltungsstelle hinab gleichmäßig
druckschmerzhaft finden (am Arm bis zum Handgelenk, am Oberschenkel
bis zur Kniekehle), während am proximalen Teile der Druckschmerz mit
zunehmender Entfernung vom Verletzungsort meist abnahm. Natürlich läßt sich das an „hochsitzenden“ Plexus- oder Ischiadicusschüssen
nicht nachweisen. Im allgemeinen darf der ausgebreitete
Nervendruckschmerz als typische Begleiterscheinung der
Schußschmerzen betrachtet werden.

c) Vasomotorische und trophische Nervenstörungen wer-
den in Gesellschaft der Schußschmerzen gleichfalls häufig angetroffen.
Gelegentlich hat Oppenheim bereits auf dieses Zusammengehen hingewiesen. Wir konnten feststellen, daß unter unserem Gesamtmaterial
von Nervenverletzungen wenigstens die Fälle mit schweren trophischen und vasomotorischen Veränderungen fast immer auch Spontanschmerzen besaßen. Das Gegenteil ließ sich jedoch nicht bestätigen:
zahlreiche Fälle mit schwersten Schmerzzuständen zeigten keine An-

deutung von sympathischen Leitungsstörungen, bei anderen blieben sie ausschließlich beschränkt auf einfache Ödeme des Gliedendes ohne spezifische trophische Hautveränderungen.

Eine Zusammenstellung von 22 Ischiadicusschüssen mit Schußschmerzen, bei denen auf vasomotorische und trophische Begleitsymptome genauer untersucht wurde, ergibt z. B. folgendes:

Von 7 Abschüssen hatten 4 trophische und vasomotorische Hautstörungen, 3 nur Knöchel- und Fußrückenödeme.

Unter 13 Prellungsschüssen war 7 mal Glanzhaut, Nagelatrophie, Cyanose, 6 mal keine eigentliche sympathische Störung nachzuweisen.

2 Kommotionsschüsse verliefen beide mit starker Reizung der Vasodilatatoren, der eine außerdem mit schwerer trophischer Hautschädigung.

Ein innerer Zusammenhang zwischen der Entwicklung von trophischen Entartungen und Spontanschmerzen in einem schußverletzten Nervengebiete dürfte wohl darin zu erblicken sein, daß, wie die neuere Forschung wahrscheinlich macht, die vasomotorischen Fasern [und die allerdings noch strittigen trophischen Fasern, Steinberg (l. c.), Thöle] zusammen mit der sensiblen Nervenbahn verlaufen, so daß also gemeinsame Schädigungen sehr erleichtert sind.

Das auffällige Überwiegen vasomotorischer Störungen bei Ulnaris-, Peroneus- und Medianusschüssen fanden wir, wie alle anderen Untersucher natürlich auch bestätigt. Ein näheres Eingehen darauf erübrigt sich jedoch im Hinblick auf unser Thema ebenso, wie eine Beschreibung der bei unseren Schmerzfällen speziell beobachteten Störungserscheinungen.

Nur eine Komponente der sympathischen Nervenstörungen darf nicht übergangen werden, weil es den Anschein hat, als ob sie zu den sensiblen Reizzuständen nach Nervenschuß in besonders enger Beziehung stände: die veränderte Schweißbildung. Sie kann sich in zwei Formen äußern, der vermehrten und der verminderten oder ganz aufgehobenen Schweißabgabe. Nach Reznicek[1] sollen fast alle traumatischen Schädigungen von Nerven, die an der sensiblen Hautversorgung von Hand oder Fuß beteiligt sind, Erscheinungen von Hyperhidrosis im Gefolge haben, und zwar infolge von Reizwirkungen, welche die Verletzung im Nerven auslöst. Aus dem entgegengesetzten Grunde sei die Anhidrosis bei den Verletzungen selten zu finden. Karplus[2] hat diese Beobachtungen dann noch genauer umgrenzt. Er stellt fest, daß die Sensibilitätsstörung ein vollkommenes Parallelstück zur Störung der Schweißabsonde-

---

[1] Reznicek, Über vasomotorische und trophische Störungen bei den Kriegsverletzungen der peripheren Nerven. Wiener klin. Wochenschr. 1915, Nr. 20.

[2] Karplus, Über Störungen der Schweißsekretion bei Verwundungen des Nervensystems. Wiener klin. Wochenschr. 1916, Nr. 31.

rung bilde. Bei totaler Anästhesie bestehe Anhidrosis, bei Hyperästhesie vermehrte Schweißdrüsenfunktion. Karplus weist schon auf die Beziehungen der Hyperhidrosis zum Nervenschmerz hin und behauptet, daß bei Parästhesien oder Schmerzen nach Nervenschüssen die Schweißvermehrung regelmäßig zu finden wäre.

In diesem Punkte kann ich ihm auf Grund unserer Erfahrungen nicht folgen. Wir haben bei unseren Nervenschußschmerzen bemerkenswerte Schweißstörungen doch nur verhältnismäßig selten angetroffen, auch da, wo die trophischen und vasomotorischen Veränderungen sehr ausgeprägt waren. Wirklich deutlich entwickelte Schweißanomalien, die so ausgebildet waren, daß man über ihre örtliche Ausbreitung, ihre Abhängigkeit von irgendeinem Nervenbezirk bestimmte Feststellungen machen konnte, sahen wir unter unseren 89 Fällen mit Schußschmerz überhaupt nur 9 mal. Da waren dann allerdings die von Reznicek und Karplus gemachten Angaben mehr zutreffend. In 2 Fällen von Abschuß aller 3 Armnerven (einmal in der Supraclaviculargrube, das andere Mal handbreit unter dem Schultergelenk) war die Schweißsekretion an der Hand vollkommen versiegt.

Die Hände waren eigenartig trocken — fast holzartig — anzufühlen. Beide Kranke litten neben verschiedenartig lokalisierten brennenden Dauerschmerzen sehr heftig unter gehäuften, durch den ganzen Arm durchreißenden Schmerzen.

Die 7 Fälle von Hyperhidrosis verteilen sich auf 5 Nervenprellungen mit teilweiser Leitungszerstörung und 2 Erschütterungsschüsse. Einige davon sollen wegen ihrer charakteristischen Befunde hier kurz skizziert werden.

Fall 10. Musketier R. Kommotionsschuß des Oberarmplexus. Primärer Schußschmerz im Ulnaris-, später vorübergehend auch im Radialisgebiet. Außerdem schwerste Parese und Hypästhesie mit Hyperästhesie in beiden Nervbezirken. In der Krankengeschichte ist „auffällig vermehrtes Schwitzen der Hand" notiert. Nach der 20 Tage nach der Verwundung vorgenommenen Operation (Neurolyse bei normalem makroskopischem Nervenbefunde) tritt eine rasche Besserung der Radialislähmung ein. Die Spontanschmerzen sind 8 Wochen später nur noch auf das Ulnarisgebiet beschränkt und ebenso findet sich der vermehrte Schweißausbruch peinlich genau auf den ulnaren Hautbereich beschränkt. (Der Fall ist bei Perthes, Deutsche med. Wochenschr. 1916, Nr. 28, ausführlich beschrieben.)

Fall 11. Füsilier O. Prellschuß des Oberarmplexus. Primäre Schußschmerzen im Vorderarm, der ganzen Hohlhand und der ulnaren Seite des Handrückens. Am Medianus völlige motorische und sensible Lähmung, am Ulnaris Parese mit Hypästhesie und teilweiser Hyperästhesie. Hyperhidrosis der Hand im Ulnarisbereich sehr stark, im Medianusbezirk nur etwas vermehrtes Schwitzen.

Fall 12. Franz. Inf. B. Ischiadicusprellschuß. Motorische Peroneuslähmung und schwere Tibialisparese. Schmerzen (brennend und durchreißend) an Außenhälfte des Unterschenkels, äußerem Fußrand und Außenhälfte der Sohle. In genau denselben Bezirken andauerndes Vorperlen von Schweißtropfen bei der Beobachtung. Sensibilität überall erhalten, jedoch enorme Hyperästhesie des ganzen Fußes.

Fall 13. Reservist W. Prellschuß des Infraclavicularplexus. Schwerste Bewegungsstörung der ganzen Hand, besonders im Ulnaris und Medianus. Hochgradige Hyperästhesie im Handulnaris. Sehr starke Schmerzen in der Hohlhand und den Fingern. Glanzhaut, Cyanose, Fingerspitzenatrophie, Mandelnägel. Der Handrücken und die ulnare Hohlhandhälfte schwimmen fast immer im Schweiß. Bei der Beobachtung der eben abgetrockneten Hand ist der Schweißausbruch in diesem Gebiete ganz genau zu bemerken. Die Operation ergibt ausgebreitete, perlschnurartige Narbenverdickungen im Medianus, der für den elektrischen Strom nicht mehr leitfähig ist und geringere endoneurale Verdickungen des Ulnaris bei verhältnismäßig gut erhaltener Leitfähigkeit.

Das in der Schweißsekretion übererregte Gebiet fiel auch nach unserer Beobachtung gewöhnlich mit der Lokalisation der Hyperästhesie und der Dauerschmerzen zusammen. Allerdings scheinen auch für die Schweißnerven ähnliche periphere Verbindungen von einem Nervengebiet in das benachbarte zu bestehen, wie sie uns für die Gefühlsnerven ja hinlänglich bekannt geworden sind, und es scheint, daß hier in gleichem Maße sekretorische Reize von einem Gebiet auf das andere überfließen können. So konnten wir dreimal nachweisen, daß bei sicherer Leitungsunterbrechung des Medianus und Reizzustand des Ulnaris die Hyperhidrose ganz oder teilweise doch auch im Hautgebiet des Medianus bestand (s. z. B. oben Fall 11) oder auch, daß bei einem Ulnarisabschuß in der Achselhöhle mit Medianusreizung (Schmerzen, Hyperästhesie, Parese) und völligem Unbeteiligtsein des Radialis die vermehrte Schweißbildung sich gleichmäßig über die Ausbreitungszone aller drei Nerven an der Hand erstreckte. Der Radialis verhält sich in bezug auf die Schweißabsonderung offenbar ähnlich negativ wie in bezug auf die vasomotorische Leitung. Wir sahen in unseren wenigen Fällen nie eine sekretorische Störung durch Radialisreizung entstehen, und wo gelegentlich auch im radialen Handbezirk Hyperhidrosis vorlag (z. B. Fall 13), konnte immer die Reizüberleitung von einem Nachbarnerven bewiesen werden.

Es scheint überhaupt nach allem, als wenn die Sekretionsfasern der Schweißdrüsen in ganz besonders inniger anatomischer Verbindung mit den sensiblen Leitkabeln im Nervenstamme stünden. Wir konnten diese Annahme, die schon Wieden[1]) von der umgekehrten Beobachtung ableitete, daß rein motorische Lähmungen nie Schweißanomalien zeigen, einmal sehr eindrucksvoll bei einer Operation bestätigt finden.

Fall 14. Musketier H. Am 10. X. 1915 in der Ellbogenbeuge verletzt. Wird am 3. VII. 1916 vom Ersatz-Bataillon mit der Frage, ob felddienstfähig, gesandt. Es besteht eine teilweise Medianusschädigung: motorische Parese der Hand- und Fingerbeuger (mit Totalausfall des Flexor carpi ulnaris und Palmaris), sensible Anästhesie im Cut. antebrachii und im Medianusgebiete der Hand.

Zeige- und Mittelfinger etwas cyanotisch. Am Mittelfinger Blasenbildung.

---

[1]) Zit. nach Karplus.

In der Hohlhand weist die anästhetische Daumenhälfte eine diffus rötliche Ver-
färbung auf und unterscheidet sich dadurch von dem mehr gesprenkelten Aussehen
der übrigen Handoberfläche. Dem Verletzten ist selbst aufgefallen, daß der emp-
findungslose Teil seines Unterarmes und seiner Hand viel weniger feucht ist und
schwitzt als der normal empfindende. Bei diesbezüglicher Untersuchung stellt
sich heraus, daß in dem sensibel gelähmten Medianusgebiet so gut wie
gar keine Schweißbildung stattfindet.

Die nachfolgende Operation (Generaloberarzt Prof. Perthes) bringt folgenden interessanten Befund: Freilegung des Medianus in der Ellenbeuge zunächst
oberhalb des Schußkanals. Elektrische Reizung erzeugt Beugung von Hand und
Fingern. Dieser funktionierende motorische Ast läßt sich bis zu seinem Eintritt in die Beugemuskulatur verfolgen und aus der Narbe freimachen. Der übrige,
dickere Anteil des Medianus — offenbar der sensible — endet in dichtem Narbengewebe. Eine periphere Fortsetzung läßt sich erst jenseits der Narbe, mehrere
Zentimeter entfernt in Form einiger feiner Nervenstränge erkennen. — Also
gutes Erhaltensein des motorischen Nervenkabels, Zerstörung des
sensiblen Kabels und mit ihm der sekretorischen Nervenfasern.
Als Folge: Anhidrosis im anästhetischen Medianusgebiete.

Von seiten der Kranken hört man häufig die Angabe, daß das Brennen und Reißen in ihrem verletzten Arm oder Bein besonders schlimm
sei, „wenn das Glied stark zu schwitzen anfange". Das ist natürlich
eine falsch konstruierte Abhängigkeit. Der vermehrte Schweißausbruch
ist zumeist die Folge der spontanen Schmerzzunahme oder noch richtiger, beide Erscheinungen treten zusammen auf, ausgelöst durch
eine spontane Reizsteigerung im Nerven. Da äußere Momente solche
Reizsteigerungen hervorzurufen vermögen, so können wir vielfach
durch einfache passive Bewegung des schußschmerzhaften Gliedes
neben der Schmerzvermehrung eine geradezu experimentelle Hyperhidrosis erzeugen. Übrigens vermögen, bei geeigneten Kranken, auch
psychische Reize dieselbe Erscheinung hervorzurufen. Bei diesen ist
manchmal schon der Anblick des Arztes ausreichend, um ein unauf-
hörliches Hervorquellen aus allen Schweißporen im Reizgebiet zu ver-
anlassen. Wir haben zweimal solche Zustände gesehen.

Oppenheim[1]) hat auf die Tatsache aufmerksam gemacht, daß
bei schweren „Schußneuralgien" vasomotorische und sekretorische
Anomalien vorkommen, die nicht nur auf die verletzte Extremität begrenzt bleiben, sondern allgemeine Verbreitung gewinnen. Er
berichtet von einem Kranken, bei dem nach einem Ischiadicusschuß
„neben gewaltigen Schmerzen im Fuß eine kongestive Rötung des
Gesichts, ein Gefühl lebhaften Brennens und eine Rötung beider Hände"
eintrat. Außerdem bestand eine starke Hyperhidrosis universalis, die
Oppenheim auch in anderen, ähnlichen Fällen sah. Oppenheim
fühlt sich durch solche Zustandsbilder an die schweren Formen der
traumatischen Neurose erinnert und glaubt, daß hier durch den mäch-
tigen sensiblen Reiz der Verletzung Schädigungen des zentralen Nerven-

---

[1]) Oppenheim, Berliner klin. Wochenschr. 1914, Nr. 48.

systems hervorgebracht sind, die ihren Ausdruck in den Allgemeinerscheinungen finden. Ich möchte mich — als Nichtneurologe — der Entscheidung enthalten, ob man Oppenheim auf diesem Erklärungswege nachfolgen darf oder nicht. Hingegen fühle ich mich durch den erwähnten Fall Oppenheims lebhaft an eine merkwürdige Beobachtung erinnert, die wir zweimal, gänzlich unabhängig voneinander, machen konnten und die möglicherweise auch in das Gebiet der Reizverallgemeinerung gehören könnte.

Zwei Schußverletzte, die zu ganz verschiedener Zeit in der Klinik lagen und von denen der eine an fürchterlichen Schmerzzuständen nach Ischiadicusprellschuß, der andere an ebenfalls außergewöhnlich starken Schmerzen nach Plexusprellschuß in der Achselhöhle litt, hatten neben ihrem Krankenbett ständig eine Schüssel mit Wasser stehen und waren eigentlich ununterbrochen damit beschäftigt, ihr Gesicht mit einem nassen Lappen abzureiben. Der Armverletzte hielt außerdem seine unverletzte Hand stundenlang in das Wasserbecken eingetaucht, während er zu gleicher Zeit den nassen Lappen ausgebreitet über dem Gesicht liegen ließ. Bei dem Ischiadicusverletzten fiel auf, daß er immer nur die dem verletzten Bein gegenüberliegende Hand zur Anfeuchtung benutzte und gewöhnlich die Hand selbst mit dem nassen Tuche vollkommen umhüllte. Wir glaubten, als wir diese Dinge zum ersten Male sahen, daß es sich wohl nur um eine krankhafte Torheit des im übrigen von Anzeichen der traumatischen Neurasthenie sicher nicht freien Mannes handelte, und begnügten uns mit seiner Begründung, daß ihm das Anfeuchten von Gesicht und Hand „die Schmerzen erträglicher mache". Als der zweite Fall (NB. in einer ganz anderen Abteilung) auftrat, suchten wir besseren Aufschluß, und da erklärte der Verletzte, der sicher nichts von Hysterie oder Neurasthenie an sich hatte, wenn er auch schon unter den Schmerzen litt, sofort, daß er im Gesicht und an der betreffenden Hand ein unerträgliches Trockenheitsgefühl habe, das er nur auf diese Weise mildern könne. Objektiv konnte in den Teilen gerade keine abnorme Trockenheit, allerdings auch nie Schweißbildung wahrgenommen werden, außerdem fiel an dem Mann eine merkwürdige Enge beider Lidspalten und Pupillen auf (Sympathicuswirkung?). Diese Erscheinungen, sowie das subjektive Trockenheitsgefühl waren nach der Operation, die in ausgedehnter Nervenresektion bestand und den Kranken mit einem Schlage von den Schmerzen befreite, auch augenblicklich geschwunden. An dem schmerzenden Bein oder Fuß bestand keine Hyperhidrosis (Fall 16).

d) Das Verhalten des durch Verletzung schmerzhaft gewordenen Nerven gegenüber dem elektrischen Strom bietet kaum besonderes Interesse. Die Prüfung der elektrischen Erregbarkeit des Nerven gibt ja nur Aufschluß über die Beschaffenheit und den Leitungszustand der motorischen Bahn, nicht der sensiblen. Sie ist somit für die Frage der Nervenschußschmerzen ohne Belang. Der bloße Reizzustand eines gemischten Nerven, der sich am sensiblen Kabel durch Schmerzbildung äußert, bedingt an sich, wenn er nicht mit stärkeren organischen Veränderungen im motorischen Kabel einhergeht, keine Störung der elektrischen Leitfähigkeit. Wir haben das an dem auf S. 35 erwähnten Falle gesehen.

In einer Beziehung können allerdings die Schußschmerzen für die elektrische Prüfung des Nerven von Bedeutung werden: sie können ihrer Durchführung unter Umständen ein unüberwindliches Hindernis entgegensetzen. Die Schmerzsteigerungen, welche oft schon durch die geringsten Stromstärken ausgelöst werden, können so gewaltig sein, daß der Kranke die Untersuchung einfach nicht aushält.

In solchen Fällen ist in unserer Klinik die mit dem Perthesschen Induktionsapparat[1]) während der Operation regelmäßig vorgenommene elektrische Reizung des freigelegten Nerven eine wichtige Ergänzung des Untersuchungsbefundes geworden.

5. Rückwirkungen auf den Allgemeinzustand und die Psyche.

Es liegt auf der Hand, daß die Nervenschußschmerzen, wenn sie einigermaßen stark auftreten, recht tiefgreifende Beeinflussungen des Körperzustandes im allgemeinen und des Nervensystems im besonderen auszuwirken vermögen.

Auch bei geringeren Schmerzgraden hat schon die ganze Haltung und Bewegung des Verletzten etwas Charakteristisches und weithin Erkennbares an sich. Das schmerzende Glied wird möglichst ruhig gehalten. Jede passive oder aktive Bewegung wird sorgfältigst vermieden, da sie ja sofort stärkere Schmerzen nach sich zieht. Der Arm wird so in recht- oder spitzwinkliger Ellenbogenbeugung fest an den Körper gedrückt getragen und mit der gesunden Hand meist noch gestützt. Beugecontracturen im Ellenbogengelenk, schwere Versteifungen im Schultergelenk und den Gelenken der Finger und der Hand sind daher bei einigermaßen länger bestehenden Schmerzzuständen nur zu häufig. Handelt es sich um das Bein, so wehrt sich der Kranke, der aufstehen darf, unendlich lange, den schmerzenden Fuß, in dem allein durch die Blutdrucksteigerung vermehrte Schmerzen sind, als Stütze auf den Boden zu setzen. Er hängt sich statt dessen mit aller Kraft in den Gehstuhl oder in seine Krücken oder bemüht sich, auch am Gehbänkchen, möglichst nur auf einem Beine vorwärts zu kommen. Das beste ist, wenn man hier Zwang ausüben will, den Verletzten sobald als möglich mit Stöcken oder für beide Arme getrennten Gehbänkchen laufen zu lassen. Im Bett liegen Kranke mit Ischiadicusschmerzen stets mit gebeugtem Knie- und plantarflektiertem Fußgelenk da. Wo auch hier die Haltung möglichst nicht verändert wird, sind hartnäckigste Kniecontracturen und Spitzfußstellungen die regelmäßige Folge. Ich habe Kranke mit schweren Bein-, aber auch mit Armschußschmerzen behandelt, die wochen- und monatelang in unveränderter Körperhaltung im Bette lagen, ja die sogar Kopfbewegungen möglichst vermieden, um keine Erschütterungswelle zu dem schmerzenden Gliede kommen zu lassen.

---

[1]) Vgl. Münch. med. Wochenschr. 1912, Nr. 47.

Wenn die Schußschmerzen in ungebrochener Heftigkeit über lange Zeit fortbestehen, so ist es unausbleiblich, daß allmählich auch Veränderungen der Psyche und des Nervensystems sich herausbilden. Der Kranke wird durch die Schmerzen zermürbt, die Widerstandskraft seiner Nerven nimmt mehr und mehr ab. Die Leute werden einsilbig, teilnahmlos und möchten möglichst allein und in Ruhe gelassen werden. Da die zahlreichen Versuche zur Beseitigung oder Linderung ihrer Schmerzen meist erfolglos verlaufen, beginnen sie oft auch mißtrauisch zu werden. Manche klagen dann vielleicht weniger als im Anfang, „weil es doch zwecklos ist“, aber mit der Zeit tritt immer deutlicher bei ihnen eine zunehmende psychische Reizbarkeit und nervöse Erregbarkeit auf. Oppenheim sagt, daß hierbei eine Steigerung „bis zu Verwirrungszuständen und Wutausbrüchen“ möglich sei. Wir haben — auch bei ganz ungeheuren Schmerzen — derartiges nie gesehen. Bei anderen Kranken wieder macht sich die zersetzende Wirkung der Schmerzen auf die Nervenkraft in einer vollständigen nervösen Haltlosigkeit bemerkbar. Sie liegen ununterbrochen stöhnend im Bett, weinen bei der geringsten Veranlassung, irgendeine Energieleistung, ein Zusammenraffen ist bei ihnen nicht mehr zu erzielen. Der Schlaf ist gewöhnlich sehr gestört. Sehr häufig wird die Nahrungszufuhr auf ein Mindestmaß verringert, weil die Schmerzen den Appetit beeinträchtigen, und so verschlechtert sich auch der körperliche Allgemeinzustand in sichtbarer Weise. Den Rest besorgt dann vielleicht noch das Morphium, ohne dessen Mitwirkung auf die Dauer ja doch nicht auszukommen ist.

In diesem Zustande ist der Augenblick gekommen, wo das Gesamtbild sehr leicht einen neurotischen Einschlag bekommt, und wo der Nichtneurologe in Versuchung kommt, zum erstenmal in die Krankengeschichte das Wort „Hysterie“ zu schreiben — eine Diagnose, die an dem unglücklichen Kranken dann für Monate hängen bleiben und jede rationelle Lokalbehandlung, die hier vielleicht einzig noch helfen könnte, ein für allemal ausschalten kann. Gewiß streifen die geschilderten Krankheitszustände recht eng an das große Gebiet der traumatischen Neurose. Immerhin glaube ich auf Grund verschiedener lehrreicher Erfahrungen an unserem Lazarett, daß man gerade bei den „Schußneuralgien“ mit der Diagnose eines hysterischen Zustandes vorsichtiger sein sollte, als es in der Lazarettpraxis gemeinhin geschieht. Ohne ausgeprägte hysterische Stigmata dürfte die Diagnose nicht ausgesprochen werden! Ich bin auch nicht in der Lage, den Standpunkt Borchardts (l. c.) zu teilen, daß in den Fällen mit Nervenschußschmerzen „es sich meistens um psychopathisch veranlagte Individuen handele“. Natürlich gibt es auch solche und bei ihnen werden Schußschmerzen selbst gemäßigter Art besonders schädigend wirken. Aber in der Mehrzahl der Fälle liegt das Verhältnis von Ursache und Wirkung wohl gerade umgekehrt. Da ist es nicht eine angeborene psychogene Anlage, sondern die Dauerwirkung der Schmerzen auf das Nervensystem, welche schließlich den funktionellen Gesamteindruck erzeugt. Es ist so, wie Gaupp[1]) sehr treffend sagt, daß nämlich „schmerzhafte periphere Lähmungen manchmal psychogen überlagert werden können". Bei einzelnen Kranken mögen dabei auch nach der Rückbildung der organischen Verletzung und Veränderung am Nerven psychogene Symptome anhalten (Gaupp), meist aber wird man finden, daß, wenn nach längerer Zeit die Nervenschmerzen sich allmählich verlieren, Schritt für Schritt auch die Symptome der „Neurose" schwinden. Ein typisches Beispiel dafür soll weiterhin (Fall 17) angeführt werden.

Wir haben aber auch gesehen, daß zweimal, wo es gelang, allerschwerste Schußschmerzen durch die Operation mit einem Schlage radikal zu beseitigen, Leute, die über $1^1/_2$ Jahre als einfache Hysteriker von Lazarett zu Lazarett wanderten oder auf dem besten Wege waren, dasselbe Schicksal zu erleiden, von heute auf morgen zu völlig normalen, nervengesunden Menschen umgewandelt waren.

Fall 15. Reservist Sch. Verletzt 22. VIII. 1914 (!) durch Infanteriegeschoß am rechten Oberschenkel. Sofort Lähmung des Beines und heftigste Schmerzen im Fuß, die von Stund ab dauernd bestehen bleiben. Behandlung nach Abtransport aus dem Feldlazarett in den Lazaretten von Mannheim, Pforzheim, Spetzgart, Heidelberg, Tübingen, Ravensburg, Tübingen (Abt. Nervenklinik).

In Mannheim wird nach vierteljähriger Behandlung zum erstenmal die Diagnose „Hysterie" gestellt. Es wurde dort ein sehr wechselvoller psychischer Zustand, enorme Hyperalgesie des rechten Beines und sogar eine Steigerung der Sensibilität der ganzen rechten Körperhälfte beobachtet. Die Hysteriediagnose wiederholt sich in den folgenden Lazaretten. Gehversuche, die man anstellt, führen zu heftigsten Schmerzen, aber keinem Erfolg. In Heidelberg wird am 1. IX. 1915 unter der Diagnose: „Ischiadicusschmerzen, Nervenleiden, Hysterie?" operiert. Der Nerv findet sich „mit der Umgebung narbig verwachsen und gedreht. Nach Lösung der Verwachsung zeigt er sich an der Stelle aufgefasert". Umscheidung mit Fettmanschette. Schmerzen nach Operation vorübergehend etwas besser. Das Endurteil am Schluß der Behandlung lautet: „Neuritische Prozesse im Ischiadicus durch Schußverletzung. Allgemeine nervöse Erkrankung."

Im Garnisonlazarett Tübingen (Winter 1915/16) fällt das labile, reizbare psychische Verhalten besonders auf. Vollbäder werden gut vertragen. Am 7. XII. 1915 stellt der damalige fachärztliche Beirat (Prof. Reich) fest, daß „die vorhandene Neurasthenie vermutlich eine sekundäre Wirkung der seit langem bestehenden schmerzhaften Neuritis" sei. Operation zur Zeit nicht ratsam. Verlegung nach Ravensburg. Dort keine Besserung des Zustandes, sehr schwankende Stimmungen. Erneuter „Verdacht auf Hysterie". Im Mai 1916 in die Nervenklinik Tübingen aufgenommen. Hier wird festgestellt, daß eigentliche Hysteriesymptome fehlen und wohl nur neuritische Schmerzzustände vorliegen mit starker psychischer

---

[1]) Gaupp, Kriegsneurosen. Referat auf der Kriegstagung der Gesellschaft deutscher Nervenärzte und des deutschen Vereins für Psychiatrie, 22. Sept. 1916. Zeitschr. f. d. ges. Neur. u. Psych. **34**, Heft 5.

Reizbarkeit und allgemeiner Empfindlichkeit. Die Operation wird nochmals ins Auge gefaßt, und zwar nach Vorschlag des fachärztlichen Beirates (Generaloberarzt Prof. Perthes) im Sinne einer ausgedehnten Resektion des schmerzhaften und gelähmten Ischiadicus mit gleichzeitiger Sehnenplastik am Fuß.

Vor der Operation wird in der chirurgischen Klinik folgender Befund erhoben: „Aseptisch verheilter Durchschuß durch Oberschenkelmitte mit totaler Tibialis- und Peroneuslähmung. Beide Nerven elektrisch unerregbar. Glanzhautbildung an Fuß und Zehen. Fußrückenödem. Verjüngung der Zehenenden. Atrophie der Wadenmuskulatur. Berührung des Beines, auch leichtester Art, ist vom Kniegelenk abwärts außerordentlich schmerzhaft. Die stärkste Hyperästhesie und Hyperalgesie besteht im Gebiete der Nervi plantares. Bemerkenswerterweise ist auch im Saphenusgebiete deutliche Hyperästhesie vorhanden. Pat. hat andauernd starke, stechende und brennende Schmerzen im Unterschenkel und im ganzen Fuß, auch im Saphenusbereich. Zuweilen treten dazu heftigste durchreißende Schmerzanfälle durch das ganze Bein auf. Psychische Erregung, Umschlag zu schlechtem Wetter, Bewegungen vermehren regelmäßig sehr erheblich die Schmerzen. Der Kranke verhält sich ganz still und teilnahmlos, kann sich aber über nichtige Kleinigkeiten ungeheuer aufregen, weint oft vor Schmerzen. Er liegt unbeweglich im Bett auf der rechten Seite mit angezogenem Bein.

Nach der am 10. VI. 1916 vorgenommenen Operation (Resektion einer 12 cm langen Ischiadicusstrecke, vgl. S. 94) ist der Mann absolut schmerzfrei und sofort ein durchaus anderer Mensch. Nicht die geringste Spur von hysterischen oder neurasthenischen Symptomen mehr vorhanden. Er lacht und freut sich und erweist sich als außergewöhnlich unterhaltsam, er drängt, sobald es nur irgend geht, aus dem Bett und kaum auf den Beinen, bittet er um Besuchserlaubnis einer Invalidenschule, in der er sich für eine Meisterprüfung vorbereiten möchte![1])

Fall 16. Jäger N. Prellschuß des linken Ischiadicus am 8. VI. 1916. Sofort Lähmung des Beines vom Knie abwärts. Alsbald auch äußerst heftige Schmerzen im linken Fuß. Glatte Wundheilung. Die Schußschmerzen nahmen in den ersten Wochen langsam noch zu. Die genaue Untersuchung ergibt vollständige Peroneuslähmung, dagegen Spur Tibialisfunktion an den Zehen. Sensibel wechselt am Fuß und Unterschenkel Hyp- und Anästhesie mit äußerster Hyperästhesie (Cut. sur. lat.). Die Schmerzen sind vorwiegend lokalisiert auf Fußsohle und Vorderhälfte des Fußrückens, jedoch auch auf Außenseite des Unterschenkels. Ruckartige Schmerzsteigerungen durch jede aktive oder passive Bewegung, Aufheben der Bettdecke, Stoß am Bett, akustische oder psychische Reize, außerdem spontan auftretende Perioden von stundenlangen Anfällen, während deren der Kranke ununterbrochen schwer stöhnt. — 22. VII. 1916 Operation: Am Tibialis und Peroneus in Höhe des Schußkanals leichte narbige Adhäsionen und ganz geringe endoneurale Verdichtungen. Endoneurale Aufbündelung. — Die Operation ist nur von vorübergehendem Erfolg. Nach 4 Tagen Schmerzzustände wieder wie vorher. Allmählich immer deutlicher werdende psychische Veränderungen. Schon seit Lazarettaufnahme hatte Pat. das Anfeuchten und Abwaschen von Gesicht und rechter Hand begonnen (subj. Trockenheitsgefühl, s. vorn!). Dann wurde er ganz einsilbig, aß kaum noch, schreckte bei jeder Gelegenheit zusammen, war gegen jeden Linderungsversuch seiner Schmerzen mißtrauisch und wimmerte

---

[1]) Herr Generaloberarzt Prof. Dr. Gaupp, der den von ihm mitbeobachteten Fall in seinem vorerwähnten Referat gleichfalls anführt, sagt von ihm: „Nach der Operation schmerzfrei. Psychisch ganz normal, nichts von Neurose. Das Übermaß der Schmerzen hatte den geplagten Kranken ganz zu Unrecht als neurotisch erscheinen lassen."

nur dauernd vor sich hin. Objektiv Lidspalten- und Pupillenenge. — Aus diesem
Grunde am 8. IX. 1916 nochmalige Operation (Generaloberarzt Prof. Perthes).
Nach Analogie des vorhergehenden Falles einfache weitgreifende Resektion des
Ischiadicus. Voller Erfolg. Schmerzen sofort beseitigt und der Kranke in seinem
Wesen kaum wiederzuerkennen Von dem früheren psychischen Depressions-
zustande ist keine Spur mehr vorhanden.

Fall 17. Musketier W. 6. IX. 1914 schwerer Prellschuß des Plexus in der
Achselhöhle. Sofort fast totale Lähmung des ganzen Armes und der Hand. Im
Laufe des Verletzungstages traten enorm heftige Schmerzen an der Hand und im
Unterarm auf. Dieselben bleiben, untermischt mit intensiven durchfahrenden
Schmerzzuständen, unverändert bestehen. Eine am 30. XII. 1914 auswärts vor-
genommene Nervenfreilegung schafft keine Besserung. Pat. weint oft halbe Tage
durch, wenn die Schmerzsteigerungen kommen. Das geschieht meist vormittags,
während er abends schmerzloser ist. Diagnose: „Organisch bedingte Neuralgien
mit Neurasthenie." — Am 27. II. 1915 die erste Klinikaufnahme. Der Mann
macht einen beklagenswerten Eindruck. Infolge dauernder Schmerzen im rechten
Arm und der rechten Hand stöhnt er ununterbrochen, dabei zittert er unter dem
Einfluß der Schmerzen immer wieder am ganzen Körper, während sein Gesicht
häufig schmerzhaft zuckt. Die rechte Hand ist eigenartig abgeflacht und wird
unbeweglich auf einem Kissen gehalten. Sie ist cyanotisch und zeigt grobe Nagel-
atrophien. Handrücken und Ulnarbereich der Vola schwimmen im Schweiß.
Aktive Bewegungen unmöglich. Sensibel an allen Fingern Hyperästhesie, an der
Beugeseite des Unterarmes und teilweise in Hohlhand Anästhesie. — 5. III. 1915:
Operation (Prof. Reich): Medianus und Ulnaris breit in feste Narben eingebettet. Narbige Veränderungen in beiden Nerven. Neurolyse. Novocaininfiltration des Nerven. Langsamer Schmerzrückgang. Kein Dauererfolg. Zunehmende
Verschlimmerung des psychischen Zustandes. Der Kranke selbst macht aufmerksam, daß Lektüre, die Mitpatienten, die Einrichtungen des Krankensaales, kurz
alles ihn aufrege und seine Schmerzen verursache. Nachts schreckhaftes Auf-
wachen, auch tags gesteigerte Schreckhaftigkeit. In dem schmerzenden Arme
bei jeder Berührung starkes Zittern. Schließlich Weinerlichkeit und schwere
krankhafte Energielosigkeit. Es wird zeitweise an eine stark hysterische Komponente des Krankheitszustandes gedacht.

Im Laufe von 15 Monaten nach der Operation erfolgt dann eine ständige
Besserung. Die Lähmungen bilden sich erstaunlich zurück und die Schmerzen
lassen nach. Sie sind zum Schluß nur noch bei Anstrengungen und bei Hitze
leicht zu spüren. Der Mann ist psychisch wesentlich verändert. Er kann
wieder lustig sein und lachen, macht Zukunftspläne, arbeitet fleißig in der Invalidenschule und hat seine neurasthenische Haltlosigkeit gänzlich verloren.
Er meint selbst: er sei ein ganz anderer Mensch — nur das Schwitzen an der verletzten Hand sei noch als Erinnerung an früher geblieben.

Wenn etwas imstande ist, bei Fällen mit außergewöhnlich schweren
Schußschmerzen die genannten bedenklichen Rückwirkungen auf das
nervöse System zu verhindern, so ist es wohl nur die durch lokale
Behandlung möglichst bald erzielte Schmerzbeseitigung. Von
einer Allgemeinbehandlung oder psychischer Therapie darf hier, wo organische Veränderungen des Übels letzte Wurzeln sind, kein eigentlicher
Erfolg erwartet werden. Über die Formen des zweckmäßigen Behand-
lungsverfahrens wird weiter noch zu sprechen sein.

IV. Anatomische Befunde.

Von vornherein liegt die Annahme nahe, daß der anatomische Befund an der Verletzungsstelle des Nerven für die Klärung der Frage nach Entstehung und Wesen der Schußschmerzen von weittragender Bedeutung sein müßte. Man vermag sich vorzustellen, daß gewisse Verletzungsarten des Nerven oder gewisse Formen der Vernarbung besonders leicht reizauslösend wirken und somit die anatomische Grundlage zum Schußschmerz abgeben können.

In den zahlreichen, aus verschiedenen Gründen vorgenommenen Nervenoperationen war nun hinlänglich Gelegenheit geboten, auch in Fällen mit Schußschmerzen den Nerven freizulegen, die Verletzungsart zu untersuchen und die Befunde mit denen von schmerzfreien Nervenschüssen zu vergleichen. Allerdings mußte man bei diesem Vorgehen sich darüber klar sein, daß die Beweiskraft der von uns bei den Nervenoperationen gesehenen anatomischen Veränderungen gewissen Einschränkungen unterliegt. Aus Gründen der Aseptik bekommen wir in der Hauptsache nur solche Fälle zur Freilegung, bei denen der innere und äußere Heilprozeß der Schußwunde abgelaufen ist. Sie liegen gewöhnlich mehrere Wochen, oft aber auch Monate und Jahre hinter der Verletzung zurück. Das erste Stadium der frischen akuten Veränderungen am beschädigten Nerv entzieht sich somit, bis auf seltene Gelegenheitsausnahmen unserer anatomischen Betrachtung. Gerade hier aber wäre sie von einiger Wichtigkeit für unsere Frage, da, wie wir ja sahen, nicht weniger als 65 vom Hundert aller Schußschmerzen primär in den ersten Stunden und Tagen auftreten. Wir sind infolgedessen für die Beurteilung der anatomischen Veränderungen und pathologischen Vorgänge dieser ersten Zeit und ihrer Beziehung zum Nervenschußschmerz im wesentlichen auf Rückschlüsse angewiesen, die wir aus den Befunden späterer Zeit ziehen müssen.

Die Anatomie der Nervenschußwunde interessiert uns hauptsächlich in zweifacher Hinsicht, einmal im Hinblick auf die primär vom Geschoß hervorgebrachte Beschädigung, zweitens im Hinblick auf die sekundären Veränderungen. die sich während der Heilung und Vernarbung am Nerven und in seiner Umgebung abspielen.

1. Die ursprüngliche Geschoßschädigung der Nerven bei schmerzbehafteten Nervenschüssen.

Bei 71 Nervenverletzungen mit Schußschmerzen konnte durch operative Freilegung über die Art der primären anatomischen Verletzungen Klarheit geschaffen werden. Dabei ergab sich folgendes:

Die größte Mehrzahl der von Schmerzen gefolgten Nervenschüsse· — nämlich 43 — waren Kontusions- oder Prellschüsse, d. h. also Verletzungen, bei denen der Nervenzusammenhang durch das Geschoß nicht durchtrennt, sondern der Nerv nur stärker gequetscht oder geprellt wurde, so daß als Folge weitreichende narbige Entartung, spindelförmige, neuromartige Bindegewebsverdickungen oder perineurale Narbenumschnürungen zurückblieben.

16 mal lagen Verbindungen von Prellschüssen mit teilweisen Abschüssen vor. Überwiegend handelt es sich da um Verletzungen des Hals- und Oberarmplexus, also solcher Gegenden, an denen mehrere Nervenkabel nahe nebeneinander verlaufen, und wo das durchschlagende Geschoß meist nur einzelne Stränge zerreißt, während es die anderen durch Quetschung und Seitenprellung schädigt. Auch am Ischiadicus, besonders im Bereich der beginnenden und schon vollzogenen Teilung waren einige Male solche kombinierte Verletzungsformen des peronealen und tibialen Anteiles zu beobachten.

Glatte Abschüsse, bei denen der Nervenstrang durch das Geschoß vollkommen durchtrennt wurde und die Stumpfenden mehr oder weniger weit auseinanderfederten, ließen sich unter den 71 operierten Fällen mit Schußschmerzen nur 6 mal finden. Von diesen sechs Fällen hatten jedoch nur drei ihre Nervenschmerzen in unmittelbarem Zusammenhang mit der Verletzung bekommen (primäre Schußschmerzen). Die 3 anderen Male lagen typische Spätschmerzen durch endo- und perineurale Narbenbildungen vor.

Schließlich befanden sich unter dem Operationsmaterial mit Schußschmerzen noch 6 Fälle sog. Kommotions- oder Erschütterungsschüsse. Bei ihnen ließ die Freilegung keine oder doch makroskopisch kaum wahrnehmbare Veränderungen am geschädigten Nerven auffinden. Es waren da ganz offenbar nur die von Perthes beschriebenen Fernwirkungen des Schusses Veranlassung der Nervenlähmung und der Nervenschmerzen.

Die einzelnen Grundtypen der Geschoßverletzung des Nerven waren somit unter den Fällen mit Schußschmerzen in folgendem Häufigkeitsverhältnis vorhanden:

Prellschüsse . . . . bei 61% der Fälle,
Prellschüsse mit teilweisem Abschuß . . . . bei 23% der Fälle,
Glatte Abschüsse. . . . . bei 8% bzw. 4% der Fälle,
Kommotionsschüsse . . . . bei 8% der Fälle.

Wir sehen aus der Zusammenstellung, daß der Prellschuß, bzw. der mit teilweisem Abschuß verbundene Prellschuß offenbar am häufigsten die anatomischen Bedingungen in sich trägt, aus denen heraus die Nervenschußschmerzen sich entwickeln. Im Vergleich dazu scheinen der glatte Abschuß und der Kommotionsschuß viel seltener Veranlassung zur Schmerzentstehung zu bieten.

Die letztere Annahme ist nun nicht ganz zutreffend. Um nämlich richtige Vergleichsverhältnisse zu bekommen, dürfen wir die Zahl der schmerzbehafteten Kommotions- und Abschüsse nicht für sich allein betrachten, sondern müssen sie in Beziehung setzen zur Zahl des absoluten Vorkommens dieser Schußformen unter den Nervenverletzungen überhaupt. Hierbei aber ergibt sich folgendes:

Unter einem Gesamtmaterial von rund 180 operierten Nervenschüssen, die auf Vorhandensein oder Fehlen von Schußschmerzen geprüft wurden, befanden sich 66 glatte Abschüsse und 12 Erschütterungsschüsse. Der Rest von 102 Fällen bestand in Prellschüssen mit oder ohne Narbenumschnürung oder in Prellschüssen, kombiniert mit teilweisen Abschüssen.

Die Bedeutung der Kommotions- und Abschüsse für die Entstehung von Nervenschmerzen erscheint jetzt sofort in ganz anderem Lichte. Von 12 Kommotionsschüssen verliefen 6 mit primären Nervenschmerzen — d. i. 50%! Von 66 glatten Abschüssen verliefen mit primären Nervenschmerzen nur 3 Fälle — d. i. 9%! Es sind also mit anderen Worten die durch Fernwirkung entstandenen Nervenschußschädigungen — die Kommotionsschüsse — besonders stark disponiert zu Reiz- und Schmerzbildung, die den Nerv vollkommen durchtrennenden Abschüsse dagegen sehr wenig.

Das genannte Verhalten erscheint aufs erste merkwürdig und fast unerklärlich. Um so bemerkenswerter ist, daß auch von anderer Seite, wenigstens in gewisser Hinsicht, ähnliche Beobachtungen bekanntgegeben wurden. Bruns[1]) und Spielmeyer (l. c.) erwähnen, daß bei den stärksten Schmerzen, die sie nach Nervenverletzungen sahen, es sich meist um „partielle" Schädigungen gehandelt habe. Oppenheim (l. c.) betont gleichfalls, daß vorwiegend die unvollständigen Schädigungen des Nerven mit Schmerzen und anderen Reizerscheinungen einhergehen, während diese „bei kompletter Leitungsunterbrechung zu fehlen pflegen". Endlich sagt Perthes (l. c.) in bezug auf die Kommotionsschüsse: „im allgemeinen scheint der Schmerz bei diesen Fernschädigungen heftiger zu sein als bei völligem Durchschuß."

Erheblich schwieriger als die Feststellung der angeführten Tatsachen ist natürlich ihre Erklärung.

Am auffälligsten ist zweifellos die Erscheinung, daß bei den Abschüssen, bei denen doch das Geschoß mit voller Wucht mitten auf den Nerv prallt und ihn durchreißt, die primären sensiblen Reizerscheinungen im Gegensatz zu allen übrigen Verletzungsarten am seltensten und geringfügigsten sind. Ich finde keine andere Erklärung dafür, als die, daß

---

[1]) Bruns, Kriegsneurologische Beobachtungen und Betrachtungen. Neurol. Centralbl. 1915, Nr. 1.

4*

bei solchen ,,Volltreffern" des Nerven mit einem ungeschwächten rasanten Geschoß die eigentliche mechanische Gewalteinwirkung auf den Nervenstamm in seiner Gesamtlänge gerade außergewöhnlich gering ist. Mit erscheint der Vorgang, der hier am Nerven sich abwickelt, vergleichbar mit dem Versuche, einen an beiden Enden mäßig straff aufgespannten Faden einmal durch Gegenschlagen eines scharfen Messers, das andere Mal durch Schlag mit einem stumpfen Instrumente zu durchreißen. Im ersteren Falle erhält man eine glatte, widerstandslose Durchschneidung des Fadens an der Durchtrennungsstelle, ohne daß die benachbarten Teile irgendwie stärker mitbeteiligt — etwa gedehnt oder mitgerissen — würden. Im zweiten Falle findet eine durch die ganze Fadenlänge sich erstreckende Längsspannung und Dehnung statt, die sich so lange steigert und ausbreitet, bis an der Hauptdruckstelle das Gewebe unter der Fortwirkung der Gewalt plötzlich zerreißt. Was in dem beigezogenen Vergleichsversuche die Schärfe der rasch geführten Messerklinge bewirkt, leistet am vollgetroffenen Nerven die so gewaltige Geschwindigkeit des rasanten, nicht geschwächten Geschosses. Der Nerv, dem ein Ausweichen natürlich unmöglich ist, wird gewissermaßen blitzartig durchschnitten, und infolge der Geschwindigkeit des Geschehens haben die an der Verletzungsstelle entstehenden mechanischen Wirkungen und Gegenwirkungen — Druck, Spannung, Dehnung — gar keine Zeit, sich weithin im Nerven zu verbreiten. Sie bleiben rein örtlich begrenzt auf die Durchtrittsstelle des Geschosses, während die Nachbarabschnitte des Nerven, dem Gesetze der Trägheit folgend, ebenso in Ruhe verharren, wie etwa das Weinglas, unter dem man in dem bekannten physikalischen Experimente das Tischtuch mit einem blitzartigen Ruck hinwegzieht.

Ich verweise in diesem Zusammenhange auf die interessanten und anschaulichen Schußversuche, die Perthes[1]) zur Demonstration der mechanischen Seitenwirkung eines durch das Gewebe fliegenden Geschosses vorgenommen hat.

,,Durch den ausgeschnittenen Oberschenkel einer Anatomieleiche waren eine Anzahl von weichen Aluminium-Bronzedrähten möglichst in Längsrichtung durchgezogen und auf das Präparat auf 30 cm Entfernung mit normalem Infanteriegeschoß geschossen worden. Es war zu erwarten, daß, wenn die Gewalt des Geschosses sich auch seitlich ausbreitete und auch die nicht getroffenen Drähte auseinander warf, diese infolge ihrer geringen Elastizität die erhaltene Ausbuchtung auch nach dem Schuß bewahren würden."

Das Ergebnis der Schußwirkung wurde durch stereoskopische Röntgenaufnahmen des Präparates vor und nach der Beschießung festgestellt. Man konnte dabei sehr eindrucksvoll sehen, wie von dem Drahtbündel, durch welches der Schuß in querer Richtung hindurchgetreten war, die Drähte, welche nicht direkt vom Geschoß getroffen wurden, in seitlicher Richtung weit bogenförmig ausgebuchtet waren, während ein vom Geschoß voll getroffener und durch-

---

[1]) Perthes (l. c.), Deutsche med. Wochenschr. 1916, Nr. 28.

rissener Draht aus seiner Achsenrichtung nicht verschoben und auch nicht ausgebuchtet war. Nur die durchrissenen Drahtenden waren leicht aufgerollt und gegen den Ausschuß zu umgebogen — ein Zeichen für die recht begrenzte Längswirkung der mechanischen Gewalt. Die der Pertheschen Arbeit beigegebenen Abbildungen geben diese Verhältnisse, wenn auch nicht so schön wie die stereoskopische Betrachtung, so doch recht anschaulich wieder.

Auffallend ist, daß unter den glatten Nervenabschüssen nicht nur die primären Schußschmerzen, sondern auch die Spätschmerzen, die Narbenschmerzen, so verhältnismäßig selten zur Entwicklung kommen: Unter 71 Fällen nur 6 mal! Auch hierbei muß man in erster Linie an begünstigende Bedingungen denken, die in der Verletzungsart selbst begründet liegen. Der vom Geschoß durchtrennte Nerv zieht sich, dank seiner elastischen Eigenschaften und durch bestimmte Bewegungen des verletzten Gliedes sofort zurück. Wir kennen ja von den Operationen her die zuweilen erstaunlich großen Lücken, die auf diese Weise in der Nervenbahn entstehen können. Durch die Verkürzung kommen aber die Nervenstümpfe aus dem Bereich des Schußkanals und der dort sich abspielenden Veränderungen. Sie liegen gewissermaßen wohl geborgen in ihrem Muskelkanal, von meist unbeschädigtem Weichteilgewebe umgeben und wenig erreichbar für alle die Wundprozesse (Entzündung, Eiterung, Vernarbung), die sich in der Folge im Bereiche des Schußkanals entwickeln. Es bleibt somit der von der Umgebung ausgehende Reiz zu gesteigerter oder umschnürender äußerer Narbenbildung bei diesen durchtrennten Nervenstümpfen auf ein Mindestmaß beschränkt. Wahrscheinlich wird aus gleichen Gründen — Fortfall eines stärkeren Entzündungsreizes — auch die endoneurale Narbenbildung weniger intensiv bleiben, um so mehr als der nach einer Seite vollkommen offene Nervenquerschnitt dem Zustandekommen größeren endoneuralen Druckes durch Bluterguß oder reaktive Gewebsschwellung wohl vorbeugt.

Bei allen anderen Formen der Geschoßverletzung des Nerven liegen die Verhältnisse anders. Wird der Nerv nicht völlig abgeschossen, wird er vielleicht nur geprellt, gequetscht, teilweise abgerissen, so tritt zu der örtlichen direkten Verletzung stets noch das von Perthes erwiesene Moment der mechanischen Seitenwirkung hinzu. Der Nerv wird durch die plötzliche Druckwirkung im Gewebe beiseite geworfen und dabei natürlich weithin in Dehnung und Längsspannung versetzt und aufs heftigste erschüttert. Vielleicht sind diese mechanischen Wirkungen im Nerveninnern am stärksten dort, wo der Nervenzusammenhang an keiner Stelle durchrissen und die äußere Nervenhülle, das Epineurium, nirgends verletzt war. Zum mindesten ist zu erwarten, daß in solchen Fällen die auf das Trauma folgende endoneurale Gewebsschwellung und Exsudation unter der unverletzten Hülle zu be-

sonderer Druckspannung anwächst, die ihrerseits nicht ohne schädigen-
den Einfluß auf das empfindliche Fibrillengewebe bleiben kann. Alle
diese Bedingungen treffen aber in ausgesprochenem Maße zu für die
sog. Kommotionsschüsse!

2. Die sekundären anatomischen Veränderungen am schußverletzten, schmerzbehafteten Nerven.

In einer Fülle von Arbeiten sind bereits die im Verlauf der Heilung
sich ausbildenden pathologisch-anatomischen Veränderungen am schußverletzten Nerven beschrieben und erläutert worden. Eine erneute
Darstellung des Gegenstandes erscheint an dieser Stelle um so über-
flüssiger, als die vergleichende Betrachtung der Operationsbefunde bei
Nervenschußverletzungen mit und ohne Schmerzzuständen eine recht
erstaunliche Tatsache ergibt.

Es zeigt sich nämlich, daß irgendwelche grundsätzlichen
Unterschiede in dem anatomisch-pathologischen Verhalten
der Schußwunde, der Narbe und des beschädigten Nerven
bei Fällen mit und ohne Schußschmerzen nicht bestehen.

Insbesondere finden sich alle die mannigfachen Veränderungen des
schußverletzten Nerven, von der frischen ödematösen Schwellung und
der leichtesten, eben tastbaren bindegewebigen Induration bis zum
derben spindelförmigen Neurom und zur einschnürenden Narbenumklammerung bei den schlimmsten „Schußneuralgien“ ebensowohl wie
dort, wo nie eine Andeutung von Nervenschmerzen bestand. Es wäre
ein leichtes, eine größere Reihe von Beispielen und Gegenbeispielen
einander gegenüberzustellen mit annähernd denselben pathologischen
Früh- und Spätveränderungen am Nerven, aber mit grundverschiedenem
Schmerzverhalten. Wir haben bei Operationen in den ersten 3—4 Wochen nach der Verletzung ödematöse Durchtränkungen von Nervensträngen gesehen, die unter so gewaltigem Druck standen, daß nach
teilweiser Aufspaltung des meist sulzig verdickten Epineuriums das
Nervengewebe unter sichtbarem Druck hervorquoll und nach einiger
Zeit an der Grenze der Aufspaltung sich eine Art epineuralen Schnür-
ringes bildete — sensible Reizerscheinungen fehlten! Ob sie vielleicht
später, bei der zu erwartenden Umwandlung der primären traumatischen Reaktionserscheinungen in endoneurale Narbenbildung aufgetreten
sein würden, entzieht sich unserer Beurteilung.

Dreimal, darunter zweimal allerdings am Radialis, fanden wir Kno-
chensplitter in den Nerven eingespießt oder ganz in seine Substanz
eingesprengt. Auch sie hatten nicht zu Schmerzerscheinungen geführt.

Aus der Friedenserfahrung sind wir gewohnt, die zumeist von Amputationen uns bekannten Neurome mit schmerzhaften Neuralgien in
Verbindung zu bringen. Wir wissen jetzt, daß Neurombildungen am

verletzten oder durchrissenen Nerven recht häufige Erscheinungen sind, daß sie aber keineswegs ebenso häufig mit Druckschmerz oder spontanen neuralgischen Schmerzen vergesellschaftet sind. Woher dies kommt, woher die Schmerzbildung im einen Fall sich einstellt, im anderen ausbleibt, wissen wir allerdings ebensowenig zu erklären wie z. B. die Tatsache, warum der durch Schuß durchrissene Nerv an seinen Enden einmal derbe Endkolben entwickelt, das andere Mal keine Spur einer Endanschwellung, sondern nur ganz allmählichen Übergang in die Narbe der Umgebung erkennen läßt.

Wenn man die Summe der anatomischen Beobachtungen bei Nervenschüssen mit Schmerzzuständen zusammenfaßt, so ergeben sich nur zwei Dinge, die infolge einer gewissen Gesetzmäßigkeit als typisch für die Fälle mit Schmerzfolgen bezeichnet werden können. Das ist einmal die immer wieder außerordentlich erscheinende **perineurale und endoneurale Narbenentwicklung bei den Fällen mit ausgesprochenen Spätschmerzen**, die regelmäßig das sonst wahrzunehmende Durchschnittsmaß der Narbenbildung übertrifft und uns auch vom pathologisch-anatomischen Standpunkte die Berechtigung verleiht, diese Spätschmerzen als reine Narbenschmerzen aufzufassen. Der andere typische Befund sind die meist **auffallend geringen makroskopischen Veränderungen bei den mit so besonderer Häufigkeit von Schmerzen gefolgten Kommotionsschüssen.**

Den geringfügigsten anatomischen Befund wies ein Oberarmdurchschuß auf mit fast vollkommener Kommotionslähmung des Radialis und schwerer Parese und Hypästhesie des Ulnaris. Der Fall konnte ausnahmsweise früh, und zwar 20 Tage nach der Verletzung, operiert werden[1]). — Bei der Operation fanden sich die Gewebe in der Umgebung des Radialis und Ulnaris durchblutet. Beide Nerven waren auf 6 cm Länge überstreut mit kleinsten, fleckweisen Blutaustritten, die unter dem Epineurium saßen und zumeist in Reihen, entlang den Nervenbündeln, angeordnet waren. Das Epineurium erschien im Bereich der Verletzung dem Nerven fester anhaftend als normal. Narbenbildung war aber nicht vorhanden und auch die Betastung des Nerven ließ keine Verhärtung des Nerveninnern erkennen.

Der Verletzte hatte vom Augenblick der Verwundung an heftige ausstrahlende Schmerzen im Ulnarisbereich der Hand und am Ulnarrande des Vorderarms. In den ersten 2 Wochen nahmen die Schmerzen zu und breiteten sich außerdem auch auf das Gebiet des Handradialis aus.

Im großen ganzen ähneln sich die pathologischen Befunde bei den mit Schmerzen behafteten Kommotionsschüssen darin, daß meist — und das gilt ausnahmslos für die längere Zeit nach der Verletzung operierten Fälle — der Nerv in seiner äußeren Form unverändert scheint, zuweilen nur durch leichte Verklebungen oder schleierartige Narbenfäden mit der Umgebung verbunden, wogegen sich bei Betastung im Bereich der

---

[1]) Er ist in der Arbeit von Perthes (Deutsche med. Wochenschr. 1916, Nr. 28) ausführlich beschrieben.

Schußbahn gewöhnlich leichte oder aber recht deutliche endoneurale Verdichtungen fühlen lassen, als Ausdruck hier abgelaufener Degenerationsvorgänge und vorhandener bindegewebiger Reparationsprozesse. Wohl immer, wo sie vorgenommen wurde, ergab außerdem die Aufspaltung und Ablösung des Epineuriums und die endoneurale Aufbündelung der einzelnen Nervenkabel, daß im Bereich der Schädigung festere bindegewebige Verlötung der einzelnen Nervengebilde und dichtere Beschaffenheit des Perineurium internum bestanden als ober- und unterhalb in normalen Gebieten.

Es ist nach der weitgehenden Übereinstimmung der makroskopischen Bilder bei Nervenverletzungen mit und ohne Schußschmerzen nicht wahrscheinlich, daß der mikroskopische Befund sich grundsätzlich anders verhalten würde.

Mikroskopische Untersuchungen des Nerven waren ja allerdings für die Fälle mit Schußschmerzen nur da möglich, wo schwere, anscheinend unverbesserliche Veränderungen die Resektion des zerstörten Nervenabschnittes mit nachfolgender Naht zweckmäßig erscheinen ließen. Gewöhnlich stand die Rücksicht auf die motorische und sensible Lähmung maßgebend im Vordergrunde. Denn dort, wo lediglich die Heftigkeit der Schmerzen zur Operation zwang, wo motorische und sensible Störungen teilweise fehlten oder nur unvollkommen waren, ergab sich fast von selbst als Operationsverfahren die Neurolyse, bei der histologisches Untersuchungsmaterial nicht abfällt.

Wir hatten trotzdem einmal Veranlassung, eine Kontinuitätsresektion lediglich wegen bestehender Schußschmerzen vorzunehmen, und zwar in einem Falle, in dem sowohl die Art der motorischen und sensiblen Störungen, als besonders die gut erhaltene elektrische Reaktionsfähigkeit des freigelegten Nerven die Ausschneidung an sich eher verboten als angezeigt haben würden. Es handelte sich um den schon an anderer Stelle erwähnten Fall 16. Die Resektion des motorisch und sensibel vielleicht regenerationsfähigen Nerven wurde hier vorgenommen, weil die unerhörten Schmerzen allen Beeinflussungsversuchen — selbst einer operativen epineuralen Spaltung und endoneuralen Lyse — trotzten und den Allgemeinzustand aufs schwerste zu schädigen im Begriffe waren. Es wurde bei dieser Gelegenheit ein gewiß nicht häufiges Nervenpräparat gewonnen, dessen eingehende histologische Untersuchung wir der Freundlichkeit des Herrn Prof. Spielmeyer-München verdanken. Die Einzelheiten des Falles sind folgende:

Fall 16. Jäger N. (vgl. auch S. 47). Granatsplitterdurchschuß des linken Oberschenkels am 8. VI. 1916. Das Bein ist sofort vom Knie ab gelähmt. Unmittelbar nach der Verletzung während des Anlegens des ersten Notverbandes

Auftreten äußerst heftiger Nervenschmerzen im linken Fuß, die seitdem blieben. Glatte Wundheilung der Schußwunde. 18. VII. 1916 Aufnahmebefund im hiesigen Lazarett: Aktive Beugung und Streckung im Kniegelenk frei. Im Fuß und den Zehengelenken Spur Plantarflexion, sonst keine aktive Beweglichkeit. Es besteht also anscheinend vollkommene motorische Peroneuslähmung und schwerste Tibialisparese. Die Sensibilität ist, soweit es sich bei den vorhandenen starken Schmerzen feststellen läßt, überall erhalten, jedoch meist hyperästhetisch oder hyperalgetisch verändert.

Neurologische Untersuchung (Herr Prof. Dr. Reiss, Nervenklinik) ergibt: Die elektrische Untersuchung ist infolge der hochgradigen Empfindlichkeit kaum durchzuführen. Faradisch erhält man mit den noch möglichen Strömen nirgends eine Zuckung, doch ist die allgemeine Empfindlichkeit so groß, daß sich hieraus kein Schluß ziehen läßt. Galvanisch sind die Muskeln am Unterschenkel sämtlich, aber nur mit sehr starken Strömen erregbar. Man erhält dann eine träge Zuckung ohne Umkehr der Zuckungsformel. Vom Peroneus aus ist mit den noch möglichen Strömen keine Reaktion zu erzielen. Reizung des Tibialis mußte wegen großer Schmerzen unterbleiben. Sensibel finden sich die vom Peroneus und Tibialis versorgten Gebiete beschädigt: Im Gebiet des Cutaneus surae lat. Hyperalgesie, im Bereich des Ramus profundus und superficialis N. peronei, sowie in den Hauptästen des Tibialis am Fuße Hypästhesie mit Hyperalgesie und hyperästhetischer Zone gegen die normalen Gebiete."

Der Kranke leidet an außerordentlich starken Nervenschmerzen am Fuß und Unterschenkel (Näheres s. vorn S. 47). 22. VII. 1916: Operation (Prof. Perthes). Zunächst Freilegung des Tibialis. Derselbe erscheint etwas unterhalb der Stelle, welche der Verbindung von Ein- und Ausschuß entspricht, nach der Außenseite verlagert und durch leichte narbige Adhäsionen befestigt. Die dünnen Narben, die mehr einen Schleier darstellen, werden durchtrennt, worauf sich die Biegung an dem Nerven ausgleicht und an ihrer Stelle eine leichte Verdünnung des Nervenquerschnittes erscheint. Freilegung des N. peroneus. Auch an ihm finden sich feine Verwachsungen, jedoch keine Umfangsveränderungen. Faradische Reizung der freigelegten Nerven hat deutliche Kontraktionen der von ihnen versorgten Muskulatur zur Folge. Dabei spricht der Tibialis im Bereich der Verdünnung wesentlich schwächer an als oberhalb und unterhalb. Es wird nunmehr an beiden Nervensträngen Spaltung des Epineuriums auf größere Strecke und endoneurale Neurolyse vorgenommen. Beiderseits ist die äußere Nervenscheide etwas verdickt und fester anhaftend im Schußbereich als ober- und unterhalb. Ebenso scheinen die einzelnen Nervenkabel weniger leicht voneinander lösbar wie normal. Zum Schlusse wird zentralwärts von der Nervenveränderung sowohl in den Tibialis wie in den Peroneus eine Einspritzung von 1 proz. Novocain-Suprareninlösung, je 2 ccm, gemacht. Am Abend des Operationstages völlige Schmerzfreiheit, nur unbestimmte dumpfe Empfindung im Fuß. Sensibilität am Fuß und Unterschenkel einwandfrei vorhanden. Vermehrte aktive Plantarflexion des Fußes und der Zehen möglich. In den folgenden Tagen stufenweise Rückkehr der alten Schmerzen, so daß nach 4 Tagen der frühere Zustand wieder erreicht ist. In der Folgezeit mehrfach vorgenommene Versuche mit stumpfer Ischiadicus-dehnung durch äußerste Hüftgelenksbeugung sind kaum von Erfolg begleitet. Wiederholte Novocaininjektionen in den Nerven wirken nicht länger als 24 Stunden. Wegen des unerträglichen Zustandes wird am 8. IX. 1916 die Resektion des Ischiadicus beschlossen und ausgeführt. Dabei wird der im Bereich des Schusses liegende Nervabschnitt so weit proximalwärts hinauf reseziert, als es die zum Biceps abgehenden leitfähigen Äste gestatten. Das ausgeschnittene Stück ist auf diese Weise 16 cm lang.

Das Ergebnis der histologischen Untersuchung des ausgeschnittenen Nervenabschnittes beschreibt Herr Prof. Spielmeyer (München) folgendermaßen:

„Ich glaube, daß der Befund eine sehr plausible Erklärung für die starken und anhaltenden Schmerzen des Patienten gibt. Die ganze untere Hälfte des herausgeschnittenen 16 cm langen Nerven ist entzündlich und narbig verändert, und zwar sind die einzelnen Nervenbündel durch den Schuß nicht einfach unterbrochen, sondern in der ganzen Leitungsausdehnung (also von mindestens 8—10 cm) erscheinen bald diese, bald jene Bündel teilweise unterbrochen, teilweise zerquetscht und von entzündlichem Granulations- bzw. starkem Narbengewebe durchwuchert. Nicht unwesentlich dürfte auch die Durchblutung des Nerven für die Produktion des Bindegewebes gewesen sein. Wahrscheinlich war es teils in den Nervenbündeln, teils (und vor allen Dingen) in den interstitiellen Räumen zu ausgedehnten Blutungen gekommen; denn man sieht manche Schnitte ganz übersät mit Hämatoidin- und Hämosiderinkörnchen enthaltenden Körnchenzellen. Sehr interessant ist dabei auch, daß hier in großen Strecken des Nerven Fremdkörperreaktionen nachzuweisen sind: Vielfach finden sich Nester von ungeheuren Riesenzellen und man sieht, daß diese Riesenzellen feinen Fasern aufsitzen. Wie man an einem Nisslpräparat erkennen kann, handelt es sich um Pflanzenfasern; wahrscheinlich sind also hier Wolle- oder Baumwollfetzen der Kleidung in feinsten Partikeln in den Nerven gepreßt worden. In der Nähe dieser Riesenzellenanhäufungen sind meistens auch starke Lymphocyten- und Plasmazelleninfiltrate zu sehen.“

Die kritische Verwertung des obigen Befundes für die Frage der eventuellen histologischen Grundlage des Nervenschußschmerzes kann nur unter gewissem Vorbehalt geschehen. Es war ja 6 Wochen vor der Resektion des mikroskopisch untersuchten Nervenabschnittes an ihm die Epineuriumsspaltung und die Endoneurolyse vorgenommen worden. Zweifellos muß also ein Teil der in den histologischen Präparaten sichtbaren Veränderungen auf jene Operationstraumen bezogen werden. Vor allem werden wohl die noch vorhandenen akuteren entzündlichen Veränderungen und die Blutungsreste im Zwischenbindegewebe von der Operation herstammen. Wichtiger als diese Befunde und bemerkenswerter erscheinen die Veränderungen an den einzelnen feinen Nervenbündeln selbst. Sie sind in weiter Ausdehnung „teilweise unterbrochen, teilweise zerquetscht“ und zum Teil von starkem Narbengewebe durchwuchert. Man darf wohl annehmen, daß dieser vielfache Auseinanderfall, diese weitausgedehnte innerste Zerquetschung der Nervenfasern Folge der primären Geschoßgewalt, der Prellung und Erschütterung waren, um so mehr, als die starke Narbenwucherung zwischen den zerfallenen Nervenbündeln den Prozeß als zeitlich weiter zurückliegend kennzeichnet. Die Narben selbst können im vorliegenden Fall nicht den sensiblen Reizzustand hervorgerufen haben, denn die Schußschmerzen bestanden ja in voller Kraft unmittelbar von der Verletzung ab. Deshalb wird man auch in den vorliegenden histologischen Veränderungen des Nervengewebes nicht etwa unmittelbar das Substrat des Schußschmerzes erblicken dürfen, sondern nur den Ausdruck einer bis in die feinsten Zellstrukturen reichenden traumatischen Schädigung, von der wir annehmen dürfen, daß sie neben mechanischer Zerstörung funktionelle Reizung bedingte.

Interesse verdienen noch die Befunde von Pflanzenfasern in den Nervenpräparaten. Herr Prof. Spielmeyer betrachtet sie als wahrscheinlich abstammend von Kleiderfetzen, die bei der Geschoßverletzung in feinsten Teilchen in den Nerven gepreßt wurden. Daß neben größeren Uniformstücken, die man gelegentlich in Schußwunden findet, auch solche feinste Stoffteilchen vom Geschoß mitten ins Gewebe hineingerissen werden können, ist verständlich. Mikroskopisch wurde diese Tatsache zum erstenmal von Perthes[1]) nachgewiesen, der gelegentlich der deutschen Chinaexpedition (1912) in der resezierten Nervennarbe eines schußverletzten Ulnaris zahlreiche, von Riesenzellen umgebene Pflanzenfasern fand, die sich ihrem Aufbau nach als Seidenfasern entpuppten und zweifellos dem durchschossenen Seidenärmel des Verletzten entstammten. Für unseren Fall ist es nicht ganz ausgeschlossen, daß die Pflanzenfasern nicht durch das Geschoß in den Nerven gerieten, sondern von den Tupfern herstammen könnten, die bei der vorausgegangenen Neurolysenoperation gebraucht worden waren.

V. Wesen des Nervenschußschmerzes.

1. Neuralgie oder Neuritis?

Wenn wir dem Wesen des Nervenschußschmerzes näherzukommen trachten, haben wir in erster Linie die Aufgabe, uns über seine Einreihung in das Gebiet der Nervenpathologie Klarheit zu verschaffen. Wir kennen zwei Erkrankungsformen der peripheren Nerven, die mit Schmerzsymptomen verlaufen, die Neuralgie und die Neuritis. Welcher von beiden gehört der Schußschmerz an?

In der Literatur über die Schußverletzungen peripherer Nerven hat sich für die bei jenen Verletzungen vorkommenden Schmerzzustände, die im vorstehenden ganz allgemein als Nervenschußschmerzen bezeichnet sind, ziemlich allseitig der Name „Schußneuralgie" eingebürgert. Es ist wohl anzunehmen, daß die so besondere Heftigkeit der Schmerzen die erste und hauptsächlichste Veranlassung zur Bildung dieses Namens war, der, einmal geprägt, sich weiterhin fortlaufend von Veröffentlichung zu Veröffentlichung forterbte.

Ist diese Bezeichnung richtig? Handelt es sich bei den Schmerzzuständen nach Nervenschüssen wirklich um das, was wir sonst als Neuralgie begreifen?

---

[1]) Perthes, Über einige Schußverletzungen. Mitteilungen aus Peking. Deutsche Zeitschr. f. Chir. **63**, 75.

Lehrbuchgemäß [1]) verstehen wir unter Neuralgie einen akut anfallsweise einsetzenden heftigen Schmerz, der im Verlauf eines bestimmten Nerven sich ausbreitet und in vielen Fällen gekennzeichnet ist durch das Vorhandensein bestimmter schmerzhafter Druckpunkte in der Bahn des befallenen Nerven. Charakteristisch ist das Auftreten der Schmerzen in scharf umgrenzten Anfällen, zwischen denen völlig schmerzfreie Zwischenzeiten liegen, die Tage, Wochen und Monate dauern können. Die Anfälle brechen entweder ganz spontan oder durch irgendeine Gelegenheitsursache bedingt aus, oder aber sie wiederholen sich periodisch in gleichen Zwischenräumen zu bestimmter Zeit mit einer oft erstaunlichen Regelmäßigkeit. Ihre Dauer beträgt Minuten bis Stunden. Lähmungen gehören nicht zum Bilde der Neuralgie. Dagegen sind häufig sekretorische, vasomotorische und einfache motorische (Muskelzuckungen) Reizerscheinungen Begleiter der Schmerzanfälle. Von einer anatomischen Grundlage der echten Neuralgie wissen wir nichts. Vermutungsweise hat man an feine Ernährungsstörungen im Nerven, auch an Schädigungen seiner zentralen Ursprünge, der Spinalganglien, gedacht (Bernhardt), ohne daß sich Sicheres erweisen ließ. Jedenfalls spricht der Umstand, daß eine Neuralgie Jahre, ja Jahrzehnte lang bestehen kann, ohne daß irgendwelche anatomische Veränderungen am Nerven zutage treten, gegen eine organische Erkrankung. Man würde deshalb berechtigt sein, die Neuralgie ebensogut unter die Rubrik der funktionellen Neurosen einzureihen (Oppenheim).

Wie weit stimmen diese Symptome der echten Neuralgie mit den Erscheinungen des Nervenschußschmerzes überein?

Wir haben vorn bei der Besprechung der Symptomatologie gesehen, daß die Grundlage jedes Schußschmerzes der Dauerschmerz ist, der bohrend, brennend, stechend Tag und Nacht in dem erkrankten Nervengebiete arbeitet. Zeitweiliges völliges Aussetzen dieser Schmerzzustände (schmerzfreie Intervalle) und späteres gleich starkes Neuauftreten in Anfallsform gibt es nicht. Wo die Schußschmerzen von selbst aufhören wollen, sehen wir ein langsames, gleichmäßiges, wenn auch zuweilen in Absätzen fortschreitendes Abklingen und Besserwerden, das über Tage und Wochen sich hinzieht und vollendete Ähnlichkeit hat mit dem allmählichen Rückgang eines Entzündungsprozesses. Von Rezidiven eines einmal abgeklungenen Schmerzzustandes ist nichts bekannt. Bei der Neuralgie sollen Lähmungen fehlen oder spielen, wo sie bei sehr langfristigem Verlaufe sich vielleicht einmal zeigen, nur eine ganz untergeordnete Rolle. Beim Nervenschußschmerz bildet die motorische Leitungsstörung des betroffenen Nervengebietes die regel-

---

[1]) Ich stütze mich in der folgenden Darstellung vorwiegend auf die Lehr- und Handbücher von Oppenheim, Nothnagel und Erb.

mäßigste und hervorragendste Begleiterscheinung. Muskuläre Atrophien sind infolgedessen hier typisch, dort äußerst selten.

Und schließlich der anatomische Befund!

Oppenheim[1]) sagt sehr klar, „die Diagnose Neuralgie darf nicht gestellt werden, bevor durch eine genaue Untersuchung ein materielles Leiden ausgeschlossen wird, das durch organische Veränderungen im Nerven resp. den Zentralorganen die Schmerzen hervorruft". Nun, soviel haben uns die Untersuchungen am operativ freigelegten oder resezierten Nerven sicher gelehrt, daß in den Fällen mit Nervenschußschmerzen — man darf wohl sagen — ausnahmslos „organische Veränderungen" am Nerven vorliegen. In der Mehrzahl waren sie sogar recht schwerer und recht ausgedehnter Art! Allein auch dort, wo sie, wie bei den Kommotionsschüssen, der makroskopischen Betrachtung anscheinend sehr geringfügig erschienen (vgl. den Fall auf S. 55), ist zu bedenken, daß für ein so fein organisiertes Gebilde wie der Nerv schon „punktförmige Blutungen ins Epi- und Perineurium" und „beginnende Verlötungen des letzteren" erhebliche Schädigungen bedeuten. Wenn die Nervenhüllen, der widerstandsfähigste Teil der ganzen Nerveneinheit, so sichtbare Veränderungen zeigen, wie muß es dann erst an den Neurofibrillen aussehen?

Die Feststellung der nie mangelnden organischen Veränderungen am schmerzbehafteten Nerven führt uns aber nun dem letzten, vielleicht dem springenden Punkte der Neuralgiefrage zu: ich erblicke ihn in der rein mechanischen Art der Schmerzauslösung bei Nervenschußschmerzen.

Durch alle Betrachtungen über Nervenschußverletzungen oder Nervenschußschmerzen zieht sich wie ein roter Faden der immer erneute Hinweis auf die außergewöhnliche mechanische Kraft, die mit dem Schuß im Körpergewebe entfaltet wird. Jede mechanische Einwirkung aber auf lebendes Gewebe, die so stark ist, daß sie Gewebsschädigungen herbeiführt, kann dies nur erreichen auf dem Wege gleichzeitig erzeugter organischer Veränderungen. Das liegt in der Natur jeder mechanischen Krankheitsursache und gilt für die Schußschädigung im allerhöchsten Maße.

Eine mit Schmerzen einhergehende Nervenerkrankung, bei der organische Veränderungen nicht nur regelmäßig, sondern durch die Entstehungsursache notwendig sind, bezeichnen wir nun aber nach dem Sprachgebrauche der Pathologie nicht als Neuralgie, sondern als Neuritis. Dementsprechend würden wir, wenn wir die pathologische Grundlage des Nervenschußschmerzes zum Ausdruck bringen wollen, in Zukunft

---

[1]) Oppenheim, Lehrbuch der Nervenkrankheiten 1, 638. 1908.

richtiger von Schußneuritiden, statt von Schußneuralgien zu sprechen haben!

Ich habe diese Anschauung bereits früher einmal geäußert[1]) und glaube sie jetzt noch bestimmter aufrecht halten zu sollen. Daran kann auch nichts ändern, daß einzelne der von mir selbst beobachteten und im vorstehenden zum Teil angeführten Schmerzfälle in ihrem Charakter manches neuralgieartige an sich hatten. Es liegt ja im Wesen der Neuritis, daß sie als die vielgestaltigere beider Erkrankungen, auch unter dem Bilde der Neuralgie verlaufen kann. Solche neuralgischen Symptome bei der Schußneuritis sind zum Beispiel die neben dem neuritischen Dauerschmerz so häufig auftretenden, nach Anfallsart durch das ganze Glied hindurchreißenden und zuckenden heftigen Schmerzen, von denen mehrfach die Rede war. Sie sind bei ihrer Häufigkeit geradezu als typisch für die Schußneuritis zu bezeichnen. Aber auch Ausnahmen von der Regel würden die allgemeine Richtigkeit der Bezeichnung Schußneuritis nicht in Frage stellen. Es kann gar nicht wundernehmen, daß bei dem fließenden Übergange der Neuritis in die Neuralgie Fälle vorkommen, die hart auf der Grenze oder schon jenseits davon zu stehen scheinen, und denen gegenüber man im Zweifel sein kann, ob ihnen noch eine neuritische Grundlage innewohnt oder nicht. Unsere als Fall 9 beschriebene Krankenbeobachtung ist ein Beispiel dafür:

Das Charakteristische waren dort die Schmerzanfälle selbst. Sie kamen ganz unvorhergesehen ohne erkennbare Ursache, meist mit einem blitzartigen Schlage beginnend. Der Ablauf des Anfalles bestand in einer ununterbrochenen Folge solcher heftigster, den ganzen Arm durchreißender Rucke und Schläge. Ein Anfall dauerte eine bis mehrere Stunden, doch konnten sich manchmal viele Einzelanfälle fast ununterbrochen aneinanderreihen. Nach dem Abklingen, das sich gewöhnlich rasch vollzog, herrschte völlige Schmerzfreiheit: das typische neuralgische Intervall. Es konnte Tage, ja Wochen anhalten. Starke Anfälle waren vielfach von motorischen Zuckungen am befallenen Arm und schließlich am ganzen Körper begleitet. Es bestanden keine trophischen oder vasomotorischen Störungen und nur sehr geringe Muskelatrophien, die spät auftraten. Das Gefühl war nur im Radialisgebiet der Hand mäßig herabgesetzt, sonst normal. Parästhesien fehlten. Druckschmerzhaftigkeit der in Frage kommenden Nervenstämme ließ sich in den schmerzfreien Zwischenpausen nicht mit Sicherheit nachweisen.

Dies alles sprach für Neuralgie — und doch fehlten auch in diesem Falle dem Krankheitsbilde neuritische Beimischungen nicht.

In erster Linie die motorische Leitungslähmung im Nerven! Vom Augenblicke der Verletzung an war eine vollständige Handlähmung vorhanden gewesen, die erst nach $\frac{1}{4}$ Jahr Anzeichen spontaner Rückbildung aufwies und nach 15 Monaten noch immer in einer teilweisen Radialislähmung (Strecklähmung der Hand) fortbestand. Solcher monatelang anhaltender Leitungsunterbrechung müssen natürlich tiefgreifende Strukturveränderungen in den Nervenfasern zugrunde liegen. Was aber am motorischen Kabel besteht, muß wohl an dem eng verbundenen sensiblen Kabel des Nervenstammes in gleicher Weise vorhanden sein. Vielleicht

---

[1]) Schloessmann, Münch. med. Wochenschr. 1915, Nr. 39, S. 1291.

waren es, da die Schmerzanfälle erst 8 Wochen nach der Verletzung sich zeigten, endoneurale Narbenbildungen, die sich hier in seltener Weise in das Gewand reiner Neuralgie kleideten. Eine durch Operation gewonnene Bestätigung dieser Vermutung fehlt leider, aber es scheint mir, gestützt auf Analogieschlüsse aus so vielen anderen Fällen, nicht gewagt, anzunehmen, daß auch hier letzten Endes neuritisch - degenerative Prozesse der schußverletzten Oberarmnerven Ursache der sensiblen Reizerscheinungen gewesen sein können.

Es kommt bei solchen Grenzfällen für die Namensgebung schließlich nur darauf an, ob man die Krankheitsäußerung oder die pathologische Krankheitsgrundlage im Namen mehr betonen will. Man darf gewiß nicht vergessen, daß ein am peripheren Nerven angreifender Reiz sehr wohl imstande ist, rein reflektorisch Beschwerden auszulösen, die wir dann als echte, idiopathische Neuralgie bezeichnen müssen. Beispiel dafür ist die von einem kranken Zahn ausgelöste Trigeminusneuralgie. Es ist aber ebensogut möglich, daß derselbe periphere Reiz entzündlich-neuritische Prozesse im Nerven hervorrief und auf diese Weise zur Schmerzbildung führte. Eine Entscheidung kann da ohne Freilegung des Nerven unmöglich sein. Doch meine ich, daß gegenüber den Schuß-verletzungen mit ihren groben Gewebsschädigungen die Annahme der Neuritis im Zweifelsfalle das Nächstliegendere und Richtigere ist.

2. Die Schußneuritis.

Die Schußneuritis ist, allein ihrer Entstehungsweise nach, zweifellos die markanteste Vertreterin der traumatischen Neuritis. Ihre Grundlage bilden mit aller Wahrscheinlichkeit primäre traumatische Zertrümmerungen und Nekrosen des Nervenparenchyms und des interstitiellen Nervenbindegewebes, die als unmittelbare Folge der wuchtigen Gewalteinwirkung zustande kommen. An diese degenerativen Zellveränderungen schließen sich wohl stets echte traumatische Entzündungsprozesse an. Sie sind durchaus nicht immer infektiöser Natur, sondern verlaufen ebenso häufig als einfache aseptische Entzündungen. Natürlich sind diese Entzündungserscheinungen weiter nichts als die bekannte Reaktion des Organismus auf die im Nerven hervorgerufenen organischen Beschädigungen: die Zerstörung und Vernichtung von Nervengewebe, die Zerreißung von Blutgefäßchen, endoneurale Blutaustritte u. a. m.

Es entspricht der Entstehungsweise und dem Wesen der Schußneuritis, daß sie zumeist als örtlich begrenzter Prozeß im Nervenstamm auftritt.

Durch die primäre Geschoßgewalt wird ja der Nerv auf eine ganz bestimmte Strecke in seinem inneren Gefüge mechanisch verändert. Soweit, oder wohl nur wenig weiter, kommen die neuritischen Vorgänge zur Entwicklung. Im Bereich der primären Zerstörung setzt die traumatische Nekrose, der Gewebszerfall ein, hier folgen die aseptischen

Entzündungs- und Reparationsprozesse, und hier beendet schließlich die endoneurale Vernarbung den Krankheitsablauf. Ein Grund für ein Weiterschreiten der traumatischen Neuritis über die Grenze der ursprünglichen Gewaltausbreitung im Nerven liegt an sich eigentlich nicht vor, wenigstens nicht bei der einfachen, nicht infektiösen Neuritis. Sie verhält sich darin jedenfalls nicht anders als analoge traumatische Entzündungen im Körper, von denen wir wissen, daß sie im allgemeinen auch nicht in nachträglicher Wanderung den Bereich des Traumas überschreiten. Ich denke hier z. B. an die entzündlichen Gewebsreaktionen bei geschlossenen Knochenbrüchen.

Nun ist von Heile und Hezel[1]) der Begriff einer auf- und absteigenden Neuritis nach Nervenschußverletzungen eingeführt worden, und aus früherer Zeit stammen Arbeiten von Krehl[2]) und Brodmann[3]) über wandernde und aufsteigende traumatische Neuritis ohne äußere Verletzungsursache, die Beachtung verdienen. Allerdings scheint es sich bei den Fällen der letztgenannten beiden Autoren um zwar sehr interessante, aber doch wohl seltene Vorkommnisse von besonderer Eigenart zu handeln. Immerhin haben auch wir in der Friedenspraxis Neuritiden gesehen, die nach aseptisch verlaufenen Amputationen von Amputationsneuromen ausgingen und einen durch mehrfache Operationen nachgewiesenen aufsteigenden Charakter besaßen.

· Für die Schußneuritis ist die Frage eventueller Wanderung bisher noch offen. Die Möglichkeit eines Fortkriechens des Prozesses in der Längsrichtung des Nerven muß natürlich zugegeben werden. Sie scheint aber nach unseren Erfahrungen außerordentlich gering zu sein.

Zur Diagnose einer aufsteigenden Neuritis ist es nötig, daß man einmal an dem erkrankten Gliede eine proximalwärts gerichtete Ausbreitung des Schmerzgebietes nachzuweisen vermag und außerdem sicher verfolgen kann, daß die Druckempfindlichkeit des Nerven zentral oder peripher vom Schußorte an Ausdehnung fortschreitet. Heile glaubte auf Grund von Druckpunkten, die er am Nerven zentral von der Verletzungsstelle fand, eine aufsteigende Neuritis diagnostizieren zu sollen. Das ist wohl nicht angängig. Man kann bei solchen einmaligen Feststellungen nur zu leicht Täuschungen unterliegen. Wie wir früher sahen, besteht am schußschmerzhaften Nerven immer Druckempfindlichkeit in der Nähe des Schußortes, und zwar zentral ebenso wie peripher.

---

[1]) Heile und Hezel, Unsere bisherigen Erfahrungen bei der Behandlung im Kriege verletzter peripherer Nerven. Bruns Beiträge **76**, 299.

[2]) Krehl, Über wandernde Neuritis nach Verletzungen. Mitteilungen a. d. Grenzgebieten d. Med. u. Chir. **1**, 391.

[3]) Brodmann, Neuritis ascendens traumatica ohne äußere Verwundung. Münch. med. Wochenschr. 1900, Nr. 24 u. 25.

Voraussetzung für die periphere Druckempfindlichkeit ist selbstverständlich das Erhaltensein der Gefühlsleitung über die Verletzungsstelle abwärts. Diese Druckempfindlichkeit des schmerzhaften Nerven reicht nun aber im Nervenkabel so weit, wie der primäre neuritische Degenerationsprozeß. Das kann — und hierauf ist mit Betonung hinzuweisen — unter Umständen ganz beträchtlich weit sein! Die Fortleitung der mechanischen Druck- und Erschütterungswellen findet ja in einem Röhrengebilde mit annähernd flüssigem Inhalte, wie es der Nerv darstellt, zweifellos besonders günstige Bedingungen. Deshalb sieht man nicht selten bei Operationen von Nervenschüssen, daß die narbige Induration im verletzten Nervenstamm viel weiter auf- und abwärts reicht, als in der Weichteilumgebung. Man muß dieses wissen und sich vor Augen halten, wenn man in Fällen mit Neuritis den Druckschmerz zuweilen erstaunlich weit am zentralen Nerventeile hinaufreichend findet, und man muß sich vor allen Dingen hüten, allein daraus eine aufsteigende Neuritis diagnostizieren zu wollen. Unter allen unseren Beobachtungen ist kein einziger Fall, bei dem wir auf Grund der oben genannten Kriterien eine in bemerkenswertem Maße und vor allem dauernd vorwärtsschreitende Neuritis hätten feststellen können.

Verschlimmerungen anfänglich entstandener, „primärer“ Schmerzzustände während der ersten Zeit nach der Verwundung wurden allerdings häufiger gesehen. Ich möchte sie darauf zurückführen, daß auf den durch den Schuß in Reizzustand versetzten Nerven die nachfolgenden neuritischen Entzündungsprozesse im Sinne einer weiteren Reizsteigerung wirkten. In derselben Weise ist es wohl zu erklären, daß man in den ersten Verletzungstagen zuweilen auch das Ausbreitungsgebiet der Schmerzen sich zentralwärts etwas vergrößern sieht. Unaufhaltsam aufsteigende Schußneuritiden haben wir daraus nie entstehen sehen.

Bei der Besprechung des Einflusses des Verletzungssitzes auf den Schußschmerz wurde bereits früher auf die Tatsache hingewiesen, daß hochsitzende Nervenschüsse nicht nur auffällig häufig mit Schmerzfolgen verlaufen, sondern daß bei ihnen die Schmerzen zumeist auch in ungewöhnlicher Heftigkeit und Hartnäckigkeit aufzutreten pflegen. Es gibt hierfür kaum eine andere Erklärung, als daß in solchen Fällen eine Mitbeteiligung des Interspinalganglions an dem Reizzustand, in den der zugehörige Nerv versetzt wurde, vorliegen muß. Wir wissen ja durch die neurologische Forschung, welche innigen organischen Beziehungen zwischen der peripheren Nervenfaser und ihrer Ganglienzelle bestehen, wir wissen, daß Erkrankungen oder Verluste auch nur von Teilen des peripheren Neuron mit ganz bestimmten, qualitativ und quantitativ entsprechenden regressiven Umwandlungen in der Zentral-

zelle beantwortet werden [Verworn[1]), Cajal[2]), Heidenhain[3])], und
schließlich ist es durch klinische Beobachtungen einwandfrei erwiesen,
daß Krankheitsprozesse und entzündliche Reizungen des peripheren
Nerven auf die spinalen Ursprungszellen im Rückenmark übergreifen
können [Brodmann l. c., Marinesco[4]), Leyden[5])]. Es ist nun ein-
leuchtend, daß, wenn einmal irgendein Reiz auf das Spinalganglion
übergegriffen hat, alle Symptome der Reizung sofort in gesteigertem
Maße auftreten müssen, und daß der Rückbildung des Krankheits-
prozesses auf einmal viel größere Schwierigkeiten entgegenstehen, als
wenn dieser auf die periphere Nervenfaser beschränkt geblieben wäre.
Es ist ja jetzt die ganze Nerveneinheit, d. h. auch jener Teil, dem zweifellos in biologischer und funktioneller Hinsicht die führende Rolle in
Gesamtneuron zukommt, mitgeschädigt.

Der Weg, auf dem solche Schädigungen des sensiblen Zentralganglions
bei Nervenschüssen zustande kommt, ist nach dem über Wesen und
Ausbreitung der Schußneuritis Gesagten ziemlich klar. Alles spricht
dafür, daß auch hier im allgemeinen nicht eine sekundär im Nerven
aufwärts wandernde Neuritis das Ganglion allmählich erreicht, sondern
daß die primäre mechanische Zerstörungswelle bis in die zentrale Nerven-
zelle sich fortpflanzte und hier die gleichen reizauslösenden Strukturveränderungen hervorrief wie im peripheren Nervenanteil. Dieser Vorstellung entspricht, daß die überwiegende Mehrzahl der von uns gesehenen hochsitzenden Plexus- und Ischiadicusschüssen ihre Schmerzsymptome unmittelbar von der Verletzung an mit voller Heftigkeit
besaß.

3. Reizbildung, Reizsitz, Reizleitung.

Ein Trauma, das einen gemischten Nerven trifft, kann in verschiedenartiger Weise seine Wirkung entfalten. Es kann die motorische und
sensible Leitungsbahn ganz oder teilweise lähmen und kann in beiden
Bahnen Reizerscheinungen hervorrufen. Eine Reizung des motorischen
Nervenanteils muß als Zuckung oder Dauerzusammenziehung der am
Nerven hängenden Muskeln in Erscheinung treten, eine Reizung der
sensiblen Nervenleitung wird als Schmerz oder in geringerem Grade
als Parästhesie zum Ausdruck kommen.

[1]) Verworn, Das Neuron in Anatomie und Physiologie. Jena 1900. Gustav
Fischer.

[2]) Cajal, Die histogenetischen Beweise der Neuronentheorie von His und
Forel. Anat. Anz. **30**. 1907.

[3]) Heidenhain, Plasma und Zelle. Bardelebens Handbuch der Anatomie
des Menschen. Lfg. 19.

[4]) Marinesco, Über einen Fall von Neuritis ascendens. Münch. med. Wochen-
schrift 1889, Nr. 10, S. 57.

[5]) Leyden, Demonstration einer ascendierenden Neuritis. Ebendort.

Bei Schußverletzungen sind nun, wie wir gesehen haben, motorische Reizzustände außerordentlich selten zu beobachten. Offenbar hängt das zusammen mit der bekannten, verhältnismäßig großen Hinfälligkeit des motorischen Kabels gegenüber traumatischen Einflüssen. Es kommen in ihm sehr leicht und sehr schnell Leitungsunterbrechung und Lähmung zustande. Ist letztere aber erst einmal erfolgt, so kann der an der Verletzungsstelle vielleicht mitgesetzte und noch fortwirkende Reiz sich nach außen hin nicht mehr bemerkbar machen: es fehlt ihm ja die Verbindung zu seinem Erfolgsorgan, dem Muskel. Bei den meisten Nervenschüssen bleibt infolgedessen die im Augenblick der Verletzung gewöhnlich zu beobachtende gewaltsame Zuckung des Gliedes — das Hochgeschleudertwerden von Arm und Bein — der einzige Ausdruck einer motorischen Reizung.

Daß wir Reizungen der sensibeln Nervenbahn bei Nervenschüssen so häufig sehen, hat seinen Grund jedenfalls in der größeren Widerstandsfähigkeit und in der zur motorischen Bahn umgekehrten Leitungsrichtung der sensibeln Fasern. Beschädigungsgrade, die im motorischen Strang weit hinauf und hinab zur Leitungsstörung führen, werden vom sensibeln Nachbarkabel oft ohne stärkeren Funktionsverlust ausgehalten. Bedingte die betreffende Verletzung gleichzeitig eine Nervenreizung, so kann diese ungehindert gehirnwärts weitergegeben und zur Wahrnehmung gebracht werden. Auch der Umstand, daß die für die sensible Reizleitung allein in Frage kommende proximale Nervenstrecke nicht wie die periphere der sekundären posttraumatischen Entartung (Waller) anheimfällt, begünstigt das häufigere Inerscheinungtreten der sensiblen Reizerscheinungen.

Über die letzten inneren Ursachen, die unter dem Einfluß des Traumas im Neuron zur Reizbildung führen, wissen wir nichts. Wir vermögen nur festzustellen, daß gewisse traumatische Einflüsse weit mehr als andere geeignet sind, neben der funktionellen Schädigung einen Reizzustand im Nerven hervorzurufen.

Zu diesen besonderen Verletzungsformen gehören in erster Linie die Nervenschüsse. Da sie sich von den Friedensverletzungen durch die Mitwirkung einer ganz ungeheuren mechanischen Gewalt unterscheiden, wird man vorwiegend in letzterer einen Teil der Reizursache für die sensible Nervenfaser erblicken. Die vom Geschoß auf das Körpergewebe und damit auch auf den Nerven übertragene lebendige Kraft äußert sich nun aber hauptsächlich in zweierlei Weise: in einer enormen, explosionsartig nach allen Richtungen sich ausbreitenden Druckentfaltung im Gewebe und einer ihr entsprechenden Gewebserschütterung, die auch die feinsten Zellteilchen auseinanderzusprengen befähigt sein muß.

Können wir annehmen, daß diese beiden hervorstechendsten Erscheinungen der Schußverletzung an der Nervenreizung in besonderem Maße beteiligt sind?

Aus der Friedenspraxis, aus unseren klinischen und besonders auch operativen Erfahrungen über Nervenverletzungen sind wir imstande, eine Reihe für die Frage wichtiger Beobachtungen heranzuziehen.

Fest steht, daß glatte, ohne Gewalt und Erschütterung ausgeführte Durchschneidungen des Nerven so gut wie nie zu Reizungen und Schmerzen führen. Die große Mehrzahl der Gelegenheitsverletzungen im Frieden kommt ja auf diesem Wege zustande (Stich, Fall in Glasscherben usw.) und verläuft reizlos. Bei Operationen, vorzüglich bei Amputationen, durchschneiden wir tagtäglich sensible Nervenstämme aller Größe, ohne überhaupt daran zu denken, daß ein sensibler Reizzustand die Folge sein könnte, weil wir nie dergleichen erleben. Die einfache Dehnung des Nerven in der Längsrichtung scheint gleichfalls recht geringe reizauslösende Wirkung zu besitzen. Wenn wir bei Amputationen die Nerven rezezieren, suchen wir das so hoch wie möglich zu tun, indem wir den Nervenstumpf unter Dehnung möglichst weit aus der Schnittfläche vorziehen. Man kann dabei — wie ich absichtlich getan habe — ganz gewaltige Zugwirkungen ausüben: der von Haus aus normale, nicht neuritisch veränderte Nerv erträgt die Dehnung ohne alle Schmerzsymptome. Das gleiche beobachtete ich übrigens auch an schußverletzten Nerven, wenn sie von vornherein frei von Schußschmerzen waren. Ich habe in Fällen, wo der Operationsbefund ausgedehnte Ausschneidung und Naht erheischte und der Defekt groß wurde, mehrfach vorsätzlich starke Längsdehnungen des peripheren wie auch des zentralen Nervenabschnittes ausgeführt, ohne danach je die Andeutung eines sensiblen Reizzustandes zu bekommen. Einfache Nervendehnung ist ja auch geradezu als Heilmittel gegen Nervenschmerzen verschiedenster Natur empfohlen worden, kann also zum mindesten nicht schmerzsteigernd oder schmerzauslösend wirken. Anders steht es schon mit der Nervenzerrung und Zerreißung, die durch stumpfe Gewalt oder durch Zug unter gleichzeitiger Abknickung an der Rißstelle bewirkt wird. Solche Zerreißungen kommen typisch in größerer Zahl am Radialis bei Oberarmschaftbrüchen vor, und gelegentlich erlebt man dabei neben der motorischen Lähmung ganz hartnäckige und sehr quälende Nervenschmerzen.

Den stärksten traumatischen Reiz für den Nerven übt auch nach klinischer Erfahrung zweifellos die Nervenquetschung oder stärkerer Druck auf den Nerven aus. Es sei hier nochmals erinnert an die heftigen, wenn auch rasch vorübergehenden Schmerzen nach leichter Quetschung des Nervus ulnaris am Ellenbogen. Es sei ferner erinnert an die schweren Ischiasschmerzen, die der Druck im Becken wachsender

Geschwülste auf den Nervenstamm auszuüben vermag. Aus der chirurgischen Operationstechnik kennen wir die zuweilen so überraschenden Nervenschmerzen und Hyperästhesien, die nach Leistenbruchoperationen im Gebiet des N. ilioinguinalis zurückbleiben können, wenn der Nerv zufällig durch ein Instrument gequetscht oder in eine Abbindung mit hineingefaßt wurde. Dasselbe haben nach Sellheim[1]) die Gynäkologen bei der Alexander Adamschen Operation kennengelernt, wenn versucht wurde, von kleinsten Schnitten aus das Ligamentum teres hervorzuholen und dabei unbemerkt der Ilioinguinalis schwer mißhandelt wurde. Aus der Kriegsschirurgie sind sehr eindringliche Beispiele für die große Reizwirkung, die Druck und Quetschung auf den Nerven ausüben, die traumatischen Aneurysmen. Sei es, daß sie primär zu einem großen Hämatom führen, sei es — und diese Fälle sind die drastischsten — daß ein anfangs kleines Aneurysma nachträglich plötzlich zu wachsen beginnt, die dem verletzten Gefäße benachbarten Nervenstämme werden stets mehr oder weniger von dem größerwerdenden Blutsack beiseite gedrückt, so daß sie zuweilen bei der operativen Freilegung als plattgequetschte Stränge über die Sackwand verlaufend zu sehen sind. Die Folge dieser Druckwirkung sind die bekannten und mit Recht gefürchteten Nervenschmerzen bei traumatischen Aneurysmen, die in nichts den Schußschmerzen nachstehen und ihre Träger Tag und Nacht unendlich peinigen können. Zum Schluß liefern uns die Nervenschußverletzungen selbst den besten Beweis für die schmerzerzeugende Kraft der Nervenquetschung. Ich meine hier die durch Narbendruck bedingten Spätschmerzen, welche auch bei endoneuritischer Narbenbildung schließlich doch nur auf Quetschung der einzelnen feinen Neurofibrillen in der harten Narbe beruhen.

Eine wertvolle Ergänzung zu unseren klinischen Erfahrungen über den Einfluß verschiedener Verletzungsformen auf die Reizbildung im sensiblen Nerven bildet eine bemerkenswerte Arbeit von Reich[2]) in der dieselbe Frage für den N. vagus studiert ist. Reich kommt darin ungefähr zu denselben Ergebnissen wie die oben aufgestellten. Er betont, daß streng zu unterscheiden ist zwischen Durchschneidung des Vagus, die nur Lähmungssymptome verursacht und anderen Verletzungen, die Vagusreizungen bedingen. Die reizlose Vagotomie ist nach Reich ein ungefährlicher Eingriff, der ohne schwere Erscheinung von seiten des Herzens und der Atmung verläuft. Im Gegensatz dazu sind traumatische Vagusreizungen, z. B. durch Quetschung, Zerrung, Ab-

---

[1]) Medizin. Korrespondenzbl. d. Württemberg. ärztl. Landesvereins **85,** Nr. 36, S. 350.

[2]) Reich, Die Verletzungen des Vagus und ihre Folgen. Bruns Beiträge **56,** 684.

bindung von schwersten Symptomen gefolgt, die sich sogar in augenblicklicher Hemmung der Herz- und Atmungstätigkeit äußern können.

Wenden wir uns jetzt nochmals zurück zu der eingangs gestellten Frage nach dem reizauslösenden Moment der Nervenschüsse!

Wir sahen, daß diejenige Gewaltkomponente, die wir als besonders charakteristisch für die Geschoßverletzung fanden, auch für den Nerven das am leichtesten zur Reizbildung führende Trauma darstellt. Der gewaltige Seitendruck, der beim Durchtreten des Geschosses durch lebendes Gewebe plötzlich entsteht und die Gewebsbestandteile auseinanderschleudert, muß auf den Nerven, den er trifft, unter allen Umständen wie eine schwere Quetschung oder Prellung wirken. Dazu ist nicht einmal nötig, daß der Nerv vom Geschoß selbst berührt oder zwischen diesem und einem festen Widerlager, z. B. Knochen, eingeklemmt wird. Die Nervenfernschädigungen mit ihren keineswegs seltenen Reizsymptomen beweisen das.

Ob und inwieweit der Erschütterung durch das Schußtrauma eine ähnlich reizerzeugende Rolle zukommt, ist aus Vergleichsschlüssen schwer zu entscheiden. Wir kennen sonst keine Gewaltäußerung, die in ähnlicher Weise wie die mitgeteilte Kraft des Geschosses den Nerven zu erschüttern vermöchte. Daß durch die Erschütterung, wenn sie in den Nervenfasern sich fortpflanzt, vorübergehende oder bleibende, weitgehende Leitungsunterbrechungen — also Lähmungen — erzeugt werden können, scheint sicher und wurde im Abschnitt über das Auftreten der primären Schußschmerzen schon behandelt. Nicht unmöglich erscheint es außerdem auf Grund der Erfahrungen bei „Kommotionsschüssen", daß die Erschütterung auch sensible Reizung hervorzubringen vermag. Nur muß man sich gerade hier der Worte erinnern, die Perthes (l. c.) über diese Schußverletzungen sagt: Man müsse sich darüber klar bleiben, daß die drei Faktoren, Dehnung, Quetschung und Erschütterung sich zu gemeinsamer Wirkung verbinden und daß es nicht die Kommotion allein ist, welche den Schaden verursacht.

Der Aufklärung näher gerückt ist jetzt auch der so bemerkenswerte Verlauf der glatten Nervenabschüsse. Wenn es stimmt, daß, wie weiter vorn ausgeführt, die Durchtrennung des Nerven mittels Volltreffers in der Wirkung ähnlich sich verhält wie die scharfe Durchschneidung, so ist Reizbildung und Schmerzentstehung allerdings kaum zu erwarten. Denn die glatte Durchschneidung ist ja die „harmloseste" Verletzung des Nerven. Die auffällige Seltenheit der Schußschmerzen bei Abschüssen spricht für die Richtigkeit des angezogenen Vergleiches.

Zusammenfassend läßt sich also sagen, daß zur Reizauslösung im Nerven die mit Quetschung und Druck einhergehenden

Verletzungen am meisten befähigt sind. Da nun bei den Schußverletzungen die Quetschung des Gewebes durch plötzliche enorme Druckentfaltung eine ganz bedeutende Rolle spielt, erklärt sich, daß Nervenschüsse in so besonderer Häufigkeit mit Reizschmerzen einhergehen.

Für das Verständnis vom Wesen des Nervenschußschmerzes ist es schließlich nicht unwichtig, sich auch über den Ausgangsort des Reizes, über den Schmerzsitz in der Nervenbahn eine gewisse Vorstellung zu geben.

Grundlegend ist daran festzuhalten, daß ebenso wie die Endapparate der sensiblen Nervenfasern in der Haut auch der sensible Nerv selbst in seinem Verlauf bis zum Rückenmark durch bestimmte (traumatische) Reize erregt werden kann.

Die Verhältnisse liegen danach einfach. Ein durch Reiz entstandener Schmerz muß hinsichtlich seines Ursprungsortes in erster Linie an den Sitz der reizbildenden Veränderung selbst gebunden sein. Da die nachweisbaren Schußbeschädigungen des Nerven aber immer eine örtliche Begrenzung in der Nervenbahn aufweisen, ist von vornherein anzunehmen, daß auch der Schmerzsitz nicht über die ganze Länge eines sensiblen Nervenkabels sich verteilt, sondern daß er einigermaßen abgrenzbar in der Nervenbahn lokalisiert ist.

Als Entstehungsort ist natürlich der traumatisch, bzw. neuritisch veränderte Nervenabschnitt anzusehen. Durch den hier dauernd geschaffenen Reiz werden die vorüberziehenden Bahnen in Schmerzerregung gebracht. Diese Schmerzerregung wird zum Gehirn weitergeleitet und dort bekanntermaßen durch falsche Projektion in das periphere Ausbreitungsgebiet des Nerven verlegt, der gereizt wurde. Nur so kommen die scheinbaren Widersinnigkeiten zustande, daß z. B. ein Nervenverletzter mit vollkommener Anästhesie der Hand die allerheftigsten Schmerzen in diesem Gliede haben kann.

Die örtliche Übereinstimmung des Schmerzsitzes im Nerven mit dem Gebiet der neuritischen Veränderungen läßt sich auch gewissermaßen experimentell erweisen. Wenn man bei Schußschmerzen zentral von der Verletzungsstelle den Nervenstamm mit Novocainlösung injiziert, so erhält man — richtiges Gelingen der Einspritzung vorausgesetzt — ausnahmslos rasches Aufhören und mehrstündiges Aussetzen der Schmerzen. Würde sich die schmerzbildende Erregung über die ganze Nervenbahn bis zum Spinalganglion erstrecken, so wäre dieser Erfolg selbstverständlich unmöglich. Und noch mehr! Man kann mit den Novocaineinspritzungen bis ziemlich dicht an die obere Grenze der makroskopisch wahrnehmbaren Veränderungen des Nerven herangehen, um den gleichen prompten, schmerzbeseitigenden Erfolg zu erhalten. Wir haben das bei Operationen an schußgeschädigten Nerven mit neuritischen Schmerzen häufig ausgeprobt. Was aber dem zentralen Nervenabschnitt recht ist, muß dem peripheren billig sein. Ich bin der Überzeugung, daß auch in dem peripheren Abschnitt der Nervenbahn nie Schußschmerzen entfernt vom Verletzungsbereich entstehen, und daß die hauptsächlich in den Enden von Arm und Bein geklagten Nervenschmerzen ausschließlich durch falsche Projektion von der Verletzungsstelle dorthin gelangen. Der schlagendste Beweis ist der, wenn auch seltene, Nervenabschuß mit Schmerzen oder der ihm funktionell gleichwertige, mit völliger Leitungsunterbrechung am Schußort einhergehende, schmerzbehaftete Prellschuß. Die Schmerzen, die in diesen Fällen in den Gliedenden verspürt werden, können ja nur vom proximalen Nervenstumpf (bei Abschuß) oder aber vom oberen Ende der geprellten Nervenstrecke (bei Prellschuß) ausgehen.

Die Tatsache, daß auch in dem durchaus unter dem Bilde der Neuralgie verlaufenden Fall 9 zentral vom Schußort gemachte Novocaineinspritzungen die Schmerzanfälle prompt aufhoben, spricht dafür, daß selbst in solchen Fällen vom neuralgischen Typus nicht das ganze Neuron oder gar die Ganglienzelle, sondern der Verletzungsort Ausgangspunkt der Schußschmerzen ist.

Die Vorstellung von der Einschaltung einer im Reizzustand befindlichen Leitungsstrecke in die Bahn des peripheren sensiblen Nerven läßt uns auch die Erklärung finden für die bei Schußneuritis so häufig vorhandene periphere Hyperästhesie und Hyperalgesie. Für ihr Zustandekommen ist Vorbedingung, daß die sensible Nervenleitung am Schußort nicht unterbrochen oder wesentlich gestört wurde. Wenn durch eine solche in dauerndem Reizzustand befindliche Nervenstrecke ein von der Peripherie kommender an sich geringfügiger Gefühlsimpuls hindurchgeht, so wird er die überempfindliche Nervenstrecke natürlich in außergewöhnlichem Maße erregen, weit mehr als es der Stärke des Impulses an sich entsprechen würde. Der sensible Reiz wird also beim Durchlaufen des erkrankten Bahnbezirkes gewissermaßen potenziert und dann in dieser gesteigerten Form gehirnwärts weitergegeben. Man darf sich den Vorgang vielleicht mit dem Bilde eines an einer bestimmten Stelle erhitzten Leitungsrohres, durch welches kaltes Wasser fließt, verdeutlichen. Das Wasser muß sich beim Durchlaufen der erhitzten Rohrstelle mehr oder weniger anwärmen und fließt dann in dieser erhöhten Temperatur weiter. Durch solche Reizsteigerung an der schußverletzten Nervenstelle geschieht es, daß dem bewußten Empfinden eine leise oberflächliche Berührung als unangenehm und brennend, ein normalerweise kaum schmerzempfindliches Hautzwicken als äußerster Schmerz zugeleitet werden kann, ohne daß die sensiblen Auf nahmeapparate und Nervenausbreitungen im Bezirk der Hyperästhesie und Hyperalgesie selbst irgendwie krankhaft verändert wären.

Auch der bei Nervenschußschmerzen so eigentümliche schußortferne Bewegungsschmerz, von dem früher die Rede war, findet so seine einfache und zwanglose Erklärung. Es verhält sich bei ihm ganz wie bei der Hyperästhesie, nur daß hier der in den versteiften Gelenken bei deren Bewegungen entstandene Gefühlsreiz in der neuritisch übererregten Bahnstelle bis zu hochgradigster, ja unerträglicher Schmerzempfindung gesteigert wird.

VI. Spontanverlauf.

Die Gelegenheit zu Beobachtungen über den durch äußere Maßnahmen unbeeinflußten Ablauf von Schußneuritiden ist im allgemeinen beschränkt. Es hängt das mit der Natur des Leidens zusammen. Wenn die Nervenschußschmerzen mit einigermaßen größerer Heftigkeit auftreten, ist es unausbleiblich, daß mit der Zeit alle möglichen Behandlungsversuche von den einfachsten beginnend bis zu den eingreifendsten angewendet werden, um die Schmerzen zu bekämpfen. Die Entscheidung ist dann natürlich schwierig, wieviel einer eventuellen Zustandsänderung auf Kosten der Behandlung zu setzen, wieviel der natürlichen Krankheitsentwicklung zuzurechnen ist. Jedenfalls kommt man bei schweren und mittelschweren, über längere Zeit sich hinziehenden Fällen wohl nie dazu, reinen Spontanverlauf zu beobachten. Man kann sich da höchstens aus der Hartnäckigkeit, mit der solche Fälle zuweilen allen Beeinflussungen trotzen, ein Bild von ihrem Krankheitscharakter machen.

Es bleiben somit nur die Fälle von leichteren Graden der Schußneuritis übrig, bei denen mehr oder weniger bald nach der Verletzung eine Besserung der Schmerzsymptome zu bemerken ist, und die man infolgedessen meist weiterer Rückbildung ohne besondere Beihilfe überläßt. Beschäftigen wir uns zunächst mit ihnen:

Schußschmerzen, die mit der Zeit von selbst schwinden, kommen bei allen Arten von Nervenverletzungen vor, bei Prell- und Abschüssen, bei hoch am Nervenstamm sitzenden Schüssen wie bei peripher lokalisierten. Nicht ganz zufällig scheint mir, daß in unserem Material von 11 Fällen mit Spontanbesserung 5 sich befinden, bei denen die Schmerzen im Spätstadium (2—6 Wochen nach der Verletzung) entstanden, also aller Wahrscheinlichkeit nach durch Narbendruck hervorgerufen waren. Man darf annehmen, daß hier die Druckwirkung auf den sensiblen Nerven nur wenig dessen Reizschwelle überschritt, so daß bei der physiologischerweise später nachfolgenden Narbendehnung und Erweichung der Nerv sich rasch von seinem Reizzustand erholen konnte.

Die materielle Nervenschädigung ist bei den Verletzungen mit spontanem Schmerzrückgang durchschnittlich gering. Es besteht da ein ganz offenkundiger Parallelismus zwischen der Größe der Reizwirkung und der funktionsschädigenden Wirkung des Traumas, ein Parallelismus, wie er bei schweren, unausbesserlichen Graden der organischen Schädigung natürlich nie zum Ausdruck kommen kann. In der Mehrzahl der Fälle sehen wir, daß die Funktionslähmung von vornherein nur unvollkommen war, oder aber, daß sie sich nach verhältnismäßig kurzer Zeitspanne von selbst zurückzubilden beginnt. Bemerkenswerterweise geschieht das gar nicht selten gleichzeitig mit dem Abklingen des sensiblen Reizzustandes. Darauf wird später noch einzugehen sein. Entsprechend der qualitativen Geringfügigkeit ist jedenfalls auch die lokale Ausbreitung der Reizwirkung im Nerven bei den besserungsfähigen Fällen eine beschränkte. Daraus würde sich erklären, daß auch bei hochsitzenden Nervenschüssen (z. B. Plexusschüssen), die doch sonst zu den hartnäckigsten Schußschmerzen Veranlassung geben, spontanes Verschwinden der Schmerzen vorkommt, weil eben hier bei geringer örtlicher Reizausbreitung die gefährlichen Interspinalganglien nicht mit ergriffen werden.

Der zeitliche Ablauf der besserungsfähigen Schußneuritis leichten Grades schwankt in ziemlich weiten Grenzen. Vielfach halten sich die Schmerzen nur wenige Wochen, etwa 3—6, lassen dann im Lauf einiger weiterer Wochen schrittweise nach und sind nach $^1/_4$—$^1/_2$ Jahre verschwunden. In anderen Fällen vergehen 4—5, ja mehr Monate, währenddem der Schußschmerz unverändert fortbesteht, bis dann mit einem Male eine dauernd fortschreitende Besserung einsetzt, die in kürzerer oder längerer Frist zur Schmerzfreiheit führt. Nicht selten bleibt auch nach anfänglich guter und rascher Rückbildung der Symptome schließlich doch ein kleiner Rest der Beschwerden zurück, sei es, daß die Schmerzen dann nur noch in einem ganz umschriebenen, kleinen Bezirk des peripheren Gliedabschnittes (z. B. Fingerspitzen) sich halten, sei es, daß sie lediglich in Pausen, nur bei Anstrengungen auftreten oder überhaupt nur in Form lebhafter Parästhesien noch vorhanden sind.

Es wurde bereits darauf hingewiesen, daß sehr häufig das Abklingen der sensiblen Reizerscheinungen im Nerven Hand in Hand geht mit der spontanen Wiederherstellung der Leitfähigkeit im motorischen und sensiblen Kabel. Man erkennt auch hieran wieder den rein örtlich beschränkten Sitz des Nervenschußschmerzes. Wenn die Veränderungen am Schußort überhaupt heilungsfähig sind und sich spontan so weit zurückbilden, daß die motorische und sensible Leitfähigkeit wieder auftritt, dann wird durch den Heilvorgang notwendigerweise auch der im neuritisch veränderten Gebiet vorhandene Reizzustand so weit behoben, daß die Reizschmerzen verschwinden.

Das Nachlassen der Schmerzen und Zurückgehen der Lähmungen braucht natürlich nicht zeitlich und qualitativ gleichen Schritt zu halten. Das ist schon wegen der verschiedenen leichten Verletzlichkeit der Nervenbahnen nicht zu erwarten. Doch ist im allgemeinen die Neigung zu gemeinsamer, gleichmäßiger Erholung unverkennbar. Die folgenden 4 Fälle sollen dies veranschaulichen.

Fall 18. Musketier D. Durchschuß des Supraclavicularplexus. Sofort Totallähmung von Schulter, Ellenbogen, Hand und Fingern. Anästhesie etwa vom Ellenbogen abwärts. Am 3. Tage Auftreten unbestimmt lokalisierter, brennender und zuckender Schmerzen im Ober- und Unterarm und in den Fingern. Die Schmerzen bestehen gleichmäßig 4 Wochen lang und beginnen dann langsam abzunehmen. Zur selben Zeit etwa erste merkliche Gefühlsrückkehr im Medianusgebiet der Hand. 4 Monate nach Verletzung am Unterarm annähernd normale Sensibilität.

6 Monate nach Verletzung Schmerzen nur noch bei Wetterwechsel stärker bemerkbar.

8 Monate nach Verletzung aktive Beugung im Handgelenk und am Daumen wiedergekommen.

12 Monate nach Verletzung motorische Medianusfunktion größtenteils vorhanden. Sensibel im Medianusgebiet Spur Hypästhesie, im Radialisgebiet hypästhetisches Gefühl, im Ulnarisgebiet noch Anästhesie.

Vollkommene Schmerzfreiheit.

Fall 19. Unteroffizier L. Durchschuß des Supraclavicularplexus. Augenblickliche Lähmung der Finger, des Hand- und Ellenbogengelenkes. Anästhesie im Radialis- und Ulnarisgebiet, dagegen erhaltenes Gefühl im Medianusbezirk.

3 Wochen nach Verletzung Schmerzbeginn mit Reißen und Zuckungen durch Vorderarm und Fingerspitzen.

6 Wochen nach Verletzung: die Schmerzzustände haben sich langsam verschlimmert. Die motorischen und sensiblen Störungen zeigen Anfänge von Besserung.

8 Wochen nach Verletzung: deutlicher Rückgang der Schmerzhaftigkeit. Dorsalflexion im Handgelenk wieder vorhanden. Anästhesie im Ulnaris und Radialis hat größtenteils einer Hypästhesie Platz gemacht.

3 Monate nach Verletzung motorische Lähmungen bis auf Radialisschwäche gebessert. Keine gröberen Gefühlsstörungen mehr.

Nervenschmerzen völlig geschwunden.

Fall 20a. Unteroffizier B. Suprakondylärer Oberarmdurchschuß mit anfangs totaler motorischer Lähmung des Ulnaris und Radialis mit ulnarer Anästhesie und radialer schwerer Hypästhesie. Schußschmerzen traten erst 4 Wochen nach der Verwundung zugleich mit dem Zuheilen der Ausschußwunde am Ulnaris auf (Narbendruckschmerz). Sie sind sehr heftig und breiten sich vorzüglich im Ulnarisbereich aus.

5 Monate nach Verletzung beginnende Schmerzabnahme.

7 Monate nach Verletzung aktive Streckung im Handgelenk und am Daumen wiedergekehrt. Hypästhesie wie früher.

10 Monate nach Verletzung im Radialisgebiete keine Hypästhesie mehr. Motilität wie früher.

Schmerzen bis auf ganz geringfügige Parästhesien geschwunden.

Fall 20b. Musketier K. Schräger Durchschuß durch obere Oberarmhälfte. Zunächst vollständige Gefühls- und Bewegungslähmung der Hand. Vom Augenblick des Anlegens des Notverbandes an starke neuralgiforme Schmerzen im ganzen Arm und in der Hand. Nachtruhe aufs schwerste gestört.

6 Monate nach Verletzung Wiederauftreten von aktiver Beweglichkeit in der Hand und an den Fingern.

10 Monate nach Verletzung merkliches Geringerwerden der Nervenschmerzen. Weitere Bewegungs- und Gefühlsbesserung an der Hand.

14 Monate nach Verletzung leichte Parese noch in allen drei Handnerven, leichte Hypästhesie im Ulnaris. Elektrischer Befund normal.

Seit 2—3 Wochen gänzlich schmerzfrei.

Die Entscheidung, ob eine Schußneuritis leicht oder schwer, kurz- oder langfristig verlaufen wird, läßt sich nach dem ersten Auftreten und dem Anfangsverlaufe nicht mit Sicherheit fällen. Allerdings gibt es leichte Grade des Schußschmerzes, denen man von vornherein eine gute Voraussage geben kann. Andererseits kommt es vor, daß anfänglich sehr heftige Schmerzen doch überraschend schnell sich zurückbilden, und selbst der im allgemeinen prognostisch so gefürchtete „hohe Sitz" des Nervenschusses braucht, wie einzelne der nicht ohne Absicht oben ausgewählten Beispiele beweisen, nicht unbedingt einen langwierigen und schweren Krankheitsverlauf vorauszubedingen.

Bei den schwer verlaufenden Schußneuritiden macht sich, weit häufiger als bei den leichten, im Beginn der Erkrankung vielfach ein Schwanken der Heftigkeit der Erscheinungen bemerkbar. Es kommen in den ersten Wochen ruckweise oder allmählich einsetzende Verschlimmerungen vor, die stationär bleiben oder nach einiger Zeit wieder abflauen können. Es kommt weiter vor, daß sehr starke Schmerzen mit der Verletzung auftreten, sich Wochen und Monate unverändert halten und dann mit oder ohne therapeutische Beeinflussung plötzlich ihren Schmerzcharakter herabmildern, um in dem neu gewonnenen Gleichgewicht nunmehr für längere Zeit, meist bis zur Operation, zu verharren. Die Möglichkeiten des Wechsels sind eben mannigfaltig. Eine Art von Einheitlichkeit besteht nur darin, daß nach längerem Bestehen die Schmerzen eine gewisse Dauerform annehmen und für lange behalten.

Aus Fällen, bei denen unblutige therapeutische Maßnahmen wenig Erfolg hatten, und die Operation aus irgendwelchen Gründen erst spät zur Anwendung kam, sind wir imstande, uns ungefähr ein Urteil zu bilden über die Frage, wie lange schwere Zustände von schmerzhafter Schußneuritis bestehen können, ohne entscheidende Wendungen zur Selbstheilung.

Das Schlimmste, was wir in dieser Beziehung an Dauerhaftigkeit und Hartnäckigkeit der Schmerzen sahen, war der bereits früher — Fall 15 — näher beschriebene Ischiadicusprellschuß. Dort bestanden 22 Monate — also fast 2 Jahre lang! — die allerheftigsten neuritischen

Schmerzen so unverändert, wie sie sich am Verletzungstage eingestellt hatten. Die Operation machte in diesem Falle den Schmerzzuständen ein Ende. Es ist aber nicht abzusehen, wie lange sie ohne dieselbe noch weiter hätten fortdauern können. In einem anderen Falle von Ischiadicusprellschuß mit geringfügigen anatomischen Veränderungen waren bis zu der 13 Monate nach der Verwundung vorgenommenen Operation gleichfalls die primär aufgetretenen Schmerzen im Peroneusgebiet ohne jede Andeutung einer Besserung erhalten geblieben. Erst nach der Neurolyse erfolgte rasche Rückbildung. Andere Male blieben die Nervenschmerzen trotz vorgenommenen Operationen über Monate und Jahre fortbestehen, wenn auch mit geringerer und langsam abnehmender Heftigkeit. So waren z. B. bei einem Prellschuß des Ulnaris und Medianus am Oberarm, der 7 Wochen nach der Verletzung mit Ulnarisausschneidung und Medianuslösung behandelt worden war, $1^{1}/_{2}$ Jahre später die seit der Operation zwar geringer gewordenen Schmerzen noch keineswegs geschwunden, und ein Plexusprellschuß in Schulterhöhe mit anfangs fürchterlichen Schmerzzuständen hatte noch zwei Jahre nach der Verwundung trotz Neurolyse ziehende neuritische Schmerzen in der Hand, die in der Wärme und bei geringen Anstrengungen sich sehr störend bemerkbar machten.

Man könnte die Beispiele gerade der letztgenannten Art beliebig vermehren. Die wenigen Proben genügen, um zu zeigen, daß der Verlauf der schmerzhaften Schußneuritis außerordentlich chronisch sein kann und über Jahre sich hinauszuziehen vermag. Leider muß hinzubemerkt werden, daß diese besonders hartnäckigen und lang anhaltenden Fälle meist dieselben sind, welche den schwersten Schmerzcharakter zeigen.

Mit dieser Feststellung ist allerdings die Frage nach der spontanen Heilungsmöglichkeit schwerer Nervenschußschmerzen nicht verneint. Es liegt in der ganzen Natur der traumatischen Neuritis, daß sie in ihren schweren wie leichten Formen mit der Zeit einer Ausheilung zugänglich ist. Praktisch wird diese Eigenschaft allerdings nicht immer eine große Rolle spielen. Es ist meist ganz unmöglich, monatelang die Kranken auf den Eintritt einer spontanen Wendung zum Besseren warten zu lassen. Die Leute leiden im allgemeinen so sehr unter der dauernden Schmerzeinwirkung, daß gerade hier die Frage nach einer wirkungsvollen, zu rascher und sicherer Schmerzbeseitigung führenden Behandlung sich aufs dringlichste erhebt.

VII. Behandlung.

1. Physikalische Behandlungsmethoden.

Die erste Bedingung jeder Schußschmerzbehandlung ist die Ruhigstellung des vom Schmerz ergriffenen Gliedes, die am vollkommensten natürlich in Form der Bettruhe erreicht wird. Für einen in gereiztem Zustande befindlichen Nerven wird ja jede äußere Beeinflussung — selbst normale Reize wie Längsspannung des Nerven bei Streckbewegungen, Muskeldruck, gesteigerte Blutfülle u. a. — zur Schmerzempfindung oder Schmerzsteigerung. In der Ruhe aber mildert sich der Schmerzreiz. Der Kranke sorgt gewöhnlich schon von selbst für die notwendige Ruhighaltung seines verletzten Gliedes, ja er bringt es in der ängstlichen Vermeidung jeder Bewegung und Berührung nicht nur zu wahrer Künstlerschaft, sondern auch zu ärgster Übertreibung. Den Nachteil davon tragen natürlich die Muskeln und Gelenke, an denen kaum überwindbare Schrumpfungen und Contracturstellungen die Folge solcher langdauernden Zwangshaltungen sind.

Der Arzt befindet sich hier oft in schwieriger Lage. Er sieht die Versteifungen mit Notwendigkeit kommen und vermag doch den Widerstand des Kranken gegen Bewegungsversuche kaum zu brechen oder wagt es nicht aus menschlicher Rücksicht mit dem Schmerzgeplagten. Meines Erachtens darf man sich auf den Standpunkt stellen, daß bei frischen und wirklich schweren Neuritisschmerzen Bewegungsübungen, welche den Schmerz steigern, am besten unterlassen werden. Ich halte es für eine unnötige Grausamkeit, Menschen, die bei jeder passiven Bewegung ihres krampfhaft festgehaltenen Gliedes laut stöhnen oder schreien, für einige kurze Minuten am Tage — länger geht es doch nicht — zu „mobilisieren". Da die ganze übrige Zeit das Glied ohne Bewegung verharrt, dürfte der erhoffte Nutzen für die Funktionserhaltung doch nur sehr gering anzuschlagen sein. Dagegen ist durch etwaiges gewaltsames Vorgehen eine Vermehrung des Reizzustandes im sensiblen Nerven nicht auszuschließen. Um so wichtiger und mit Entschiedenheit durchzuführen scheint mir dafür die mediko-mechanische Behandlung der Versteifungen dann, wenn von selbst oder infolge von Behandlung die Schmerzzustände einwandfrei in das Besserungsstadium eingetreten sind. Auch der Kranke, auf den jede geringe Schmerzverminderung psychisch vorteilhaft einwirkt, erträgt jetzt die mit Schmerzen verbundene Behandlung viel leichter und gutwilliger.

Von den Gelenkversteifungen, die im Lauf der Schußschmerzen durch Zwangshaltung sich herausbilden, sind die Beugecontracturen des Kniegelenkes bei Ischiadicusschmerzen für den späteren Gebrauch des Gliedes am störendsten. Man sollte hier versuchen, von vornherein, sobald die ersten Anfänge der Dauerhaltung bemerkbar werden, Gegenmaßregeln zu ergreifen, die sich am einfachsten in Form des zirkulären Gipsverbandes für Ober- und Unterschenkel darbieten. Der Verband hat ja gleichzeitig auch die erwünschte Nebenwirkung absoluter Ruhigstellung. Die Anlegung vollzieht sich, besonders wenn schon eine gewisse Beugecontractur bestand, die gedehnt werden muß, am besten in Narkose.

Hydrotherapeutische Maßnahmen werden natürlich auch bei Schußschmerzen immer wieder zur Anwendung gebracht, wenn auch oft nur versuchsweise. Ihr reiz- und schmerzlindernder Einfluß kann in gewissen Fällen auf Grund der Angaben der Behandelten nicht geleugnet werden. Die Hauptanwendungsweise besteht in feuchten Umschlägen und Einpackungen[1]), die je nachdem von dem einen Kranken nur heiß oder warm, vom andern möglichst kalt als angenehm und schmerzlindernd empfunden werden. Man kann sich da in der Verordnung durchaus nach der subjektiven Wirkung richten. Auf Grund theoretischer Überlegung dürfte die Anwendung der Hydrotherapie einzig über der neuritisch erkrankten Nervenstrecke von Wirksamkeit sein, weil dort ja der Schmerzsitz sich befindet. Und doch sieht man, daß z. B. Leute mit Nervenschmerzen in der Hand dieselbe fortgesetzt in eisgekühltes Wasser zu tauchen trachten, oder daß andere den schmerzenden Fuß ständig mit feuchtwarmen Kompressen umhüllen lassen, weil sie dann Erleichterung ihrer Schmerzen verspüren. Bei näherer Untersuchung liegen in solchen Fällen immer Schädigungen des Nerven vor ohne völliges Aufgehobensein der peripheren Gefühlsleitung, und es scheint der gleichmäßige thermische Reiz an der Peripherie nach dem bekannten Prinzip der Schmerzverminderung durch Reizablenkung oder durch Setzung verschiedenartiger Reize seine wohltuende Wirkung zu entfalten. Wo Nervenabschuß vorliegt mit Schmerzen, die lediglich vom zentralen Stumpf ausgehen und in die Peripherie projiziert werden, haben hydrotherapeutische Behandlungen am Gliedende natürlich keinen Zweck.

Gelegentlich sahen wir bei Fällen wie den eben genannten mit erhaltener peripherer Gefühlsempfindung vorübergehende gute Besserungen nach Wechselbädern, die den ganzen Unterarm oder Unterschenkel mit Hand und Fuß umfassen. Es wurde dabei etwa 30—40 mal hintereinander das Glied je 10 Sekunden in möglichst heißes und möglichst kaltes Wasser getaucht. Auch starke Schmerzen waren danach für mehrere Stunden prompt verschwunden, kehrten jedoch allmählich wieder zurück bis zur früheren Stärke. Außerdem schien sich die schmerzlindernde Wirkung der Bäder bei häufigerer Anwendung zu verringern. Von kurzen heißen Vollbädern (5—10 Minuten 35—45° C) sah. Loewenthal[2]) angeblich befriedigende Erfolge, allerdings auch erst nach mehreren Bädern, während nach den ersten zunächst starke

---

[1]) Laqueur (Berliner klin. Wochenschr. 1915, S. 89) sah besonders befriedigende Erfolge mit Fangopackungen.

[2]) Loewenthal, Über die Behandlung von Nervenverletzungen. Berliner klin. Wochenschr. 1916, Nr. 9.

Schmerzvermehrung eintrat. Bei wirklich starken Nervenschußschmerzen halte ich die Verwendung solcher heißen Bäder für ausgeschlossen.

Die Heißluftbehandlung, von der man wohl berechtigt war, viel zu erwarten, hat bei den Schußneuritiden im allgemeinen versagt. Die Mehrzahl der Behandelten, vorwiegend wieder die mit starken Schmerzen, klagte über ganz unerträgliche Schmerzsteigerung während und nach dem Heißluftbad und war kaum zu einem wiederholten Versuche zu bewegen. Am wenigsten scheinen frische Fälle für die Heißluftbehandlung geeignet zu sein. Wir haben nach vielen Versuchen die an unserer Klinik sonst sehr ergiebig angewandte Heißluftbehandlung bei den Schußneurititen ganz aufgegeben. Der therapeutische Mißerfolg dürfte sich wohl erklären lassen aus dem ungewöhnlich starken Wärmereiz, der von den sensiblen Endorganen in der erhitzten Haut dem überempfindlichen Nerven zugeleitet wird und in ihm Reizsteigerung hervorruft.

Während man dem bisher genannten Verfahren im wesentlichen wohl nur symptomatischen Behandlungswert beimessen kann, verdient ein letztes Glied der physikalischen Behandlungsreihe auch als wirklicher Heilfaktor gesteigerte Aufmerksamkeit: die Diathermie.

Das Prinzip der Diathermiebehandlung beruht bekanntlich auf der Umsetzung elektrischer Energie im Innern des Körpers an beliebig gewünschter Stelle in hohe Wärmegrade. Für die Nervenbehandlung ist dabei wichtig, daß der angewandte elektrische Strom keinerlei andere elektrische Reizwirkungen wie Nervenreiz oder Muskelkontraktionen hervorruft. Vom Heißluftbad unterscheidet sich die Thermopenetration dadurch, daß bei ersterem die Wärmewirkung vorzüglich auf die Haut und oberflächlichsten Gewebsschichten beschränkt bleibt, während bei letzterer die Hautbedeckung so gut wie kaum beeinflußt wird (keine Hyperämie!), und die Wärme nur im Organinnern einwirkt. In der so geschaffenen Ausschaltung des thermischen Hautreizes für den überempfindlichen Nerven und der lokalisierten Einwirkung auf dessen Erkrankungsstelle liegt wahrscheinlich der bei weitem günstigere Einfluß der Diathermie auf die Schußschmerzen begründet.

Die Beeinflussung neuritischer Schmerzen durch Diathermie erfolgt in zweierlei Weise. In der Mehrzahl der Fälle kommt es nur zu vorübergehenden Erfolgen. Die Schmerzen schwinden noch während der Sitzung vollkommen, und es besteht auch hinterher noch eine verschieden lange, kaum über 3 Stunden anhaltende Schmerzlosigkeit. In dieser Zeit können sehr zweckmäßig passive Bewegungsübungen, die sonst durch Schmerzhaftigkeit sich verbieten, ausgeführt werden. Bei lange fortgesetzter Behandlung war zu bemerken, daß auch in den Fällen mit vorübergehender Schmerzbeeinflussung eine langsame Besserung des allgemeinen Schmerzcharakters eintrat, jedoch keineswegs regelmäßig und immer nur in bescheidenerem Maße. Laqueur

(l. c.), Krauss[1]) und Bucky[2]) berichten über ähnliche Erfahrungen bei Neuritis und Neuralgien.

Wir konnten nun aber auch **direkte Heilwirkungen** der Diathermie beobachten. Ein Zweifel an dem inneren Zusammenhange von Besserung und Behandlung konnte dabei nicht bestehen, weil jedesmal vom Beginn der letzteren ab, und zwar meist innerhalb weniger Wochen, ein vollständiger Rückgang der zuvor längere Zeit und unverändert bestandenen Schmerzen erfolgte. Es sind unter den geheilten Fällen solche mit primären Schußschmerzen und andere mit reinen Narbenschmerzen, die im Spätstadium entstanden. Ein Beispiel jeder Gruppe sei hier wiedergegeben.

Fall 21. Reservist M. Schuß durch Unterschlüsselbeingrube. Sogleich motorische Totallähmung des Armes, die vom 3. Tage ab zurückgeht. Gleichzeitig Anästhesie im Radialis- und Hypästhesie im Medianusgebiete. Seit der Verletzung starke brennende und reißende Schmerzen im sensiblen Bereich des Radialis an Vorderarm und Hand. Starke Beeinflussung der Schmerzen durch Witterungswechsel und Wärme. In der Sonne vermehren sie sich. Beim Ausgehen sucht M. daher den verletzten Arm immer auf der Schattenseite zu halten. **Heißluftbäder** — mehrmals versucht — **führen zu außerordentlicher Schmerzsteigerung.** Nach 6 Wochen Beginn mit Diathermiebehandlung. Sie läßt die Schmerzen im Laufe von 8 Wochen so gut wie vollkommen verschwinden.

Fall 22. Landsturmmann H. Oberarmschuß im unteren Drittel mit Fraktur. Radialis- und Medianusparese. Schwere Wundeiterung. Nach **10 Wochen** rasches Auftreten heftigster, neuralgieartiger Schmerzen, vorwiegend im Radialisgebiete. Enorme Zunahme bei allen Bewegungen der Hand. Nach vierteljährigem Bestehen der Schmerzen Diathermiebehandlung. Jede Sitzung schafft zunächst zweistündige Schmerzfreiheit, außerdem merkliche Besserung der wiederkehrenden Schmerzempfindungen. Nach 12 Sitzungen (täglich eine) sind die Nervenschmerzen absolut verschwunden, auch bei Bewegungen und Anstrengungen des Armes.

Selbstverständlich gibt es zahlreiche schmerzhafte Schußneuritiden, die sich auch der Diathermie gegenüber gänzlich unbeeinflußbar verhalten, bei denen nicht einmal vorübergehende Wirkungen entstehen. Sie bilden keinen Gegengrund gegen die allgemeine Empfehlung der Diathermie für die Schußschmerzbehandlung!

Hinsichtlich der **Technik** ist zu bemerken, daß man natürlich die Gegend der Nervenverletzung selbst und den **zentral** davon liegenden Gliedabschnitt der elektrischen Durchwärmung aussetzen muß. Die Elektroden an der schmerzenden Peripherie des Gliedes anzusetzen hat selbstverständlich keinen Zweck. Die Sitzungen werden täglich vorgenommen. Die Dauer der Einzelsitzung ist möglichst lang — mindestens 30 Minuten — zu wählen.

---

[1]) Krauss, Zur Anwendung der Diathermie. Med. Klin. 1915, S. 564.
[2]) Bucky, Die Diathermie in den Lazaretten. Deutsche med. Wochenschr. 1915, S. 467.

2. Medikamentöse Behandlung.

Der Arzt, der viel Schußneuritiden zu behandeln Gelegenheit hat, wird nie auskommen, ohne dabei zu schmerzstillenden Medikamenten zu greifen. Es ist dementsprechend ziemlich der ganze Arzneischatz an schmerzbeseitigenden Mitteln im Kampfe gegen den Nervenschußschmerz aufgeboten worden.

Die Reihe wird gewöhnlich eröffent mit den sedativen und antineuralgischen Präparaten. Brom, Luminal (Reichmann, l. c.) Aspirin, Phenacetin, Pyramidon u. a. m. werden gegeben, in manchen leichten Fällen vielleicht mit geringer, vorübergehender Wirkung, in schwereren Fällen sicher ohne Erfolg. Häufigere Wiederholungen der Darreichung führen außerdem überraschend schnell zur Abnahme der Wirksamkeit. Es empfiehlt sich, wenn überhaupt, dann große Dosen der genannten Mittel zu geben.

Peritz[1]) berichtet über gute Erfolge, die er in einigen Fällen mit Orymalz, einem aus Reisschalen gewonnenen Präparat gesehen hat, dessen gute Wirkung auf die Beriberineuritis und andere Polyneuritiden schon aus Friedenszeiten bekannt sei. Die Schußschmerzen schwanden in den von Peritz behandelten Fällen „überraschend schnell, manchmal vollkommen schon nach 2—3 Tagen", sogar die Lähmungen sollen „schneller" zurückgegangen sein, als man es sonst beobachtet. Größere Verbreitung scheint die Orymalzbehandlung trotzdem nicht gefunden zu haben.

Von Loewenstein[2]) und Marburg und Ranzi[3]) wurden Versuche gemacht, der Schußneuritis mit der von Döllken eingeführten Vaccineurinbehandlung beizukommen. Sie wurde von Döllken[4]) selbst gegen jede Neuritis, gleichgültig welcher Herkunft, empfohlen. Es gelang nach den Mitteilungen in Fällen von heftiger Schußneuritis, Polyneuritiden und Ischias die Schmerzen zu bessern, zum Teil zu beseitigen.

Die Wirkungsweise des Vaccineurins, das eine Mischung abgeschwächter Autolysate des Bac. prodigiosus und Staphylococcus darstellt, ist nach der Theorie Döllkens so zu denken, daß diese künstlich gewonnenen Bakterienprodukte eine größere Affinität zum Nervengewebe haben, als das am Nervengewebe verankerte neurotrope Virus der Neuritis. Es soll durch die Einverleibung der Bakterienneurotropine unter Antikörperbildung die vorhandene Ver-

---

[1]) Peritz, Berliner med. Gesellsch., Sitzg. v. 23. XII. 1914. Berliner klin. Wochenschr. 1915, Nr. 2, S. 41.

[2]) Loewenstein, Vaccineurinbehandlung der Neuritis. Therapie d. Gegenwart 1915, September.

[3]) Marburg und Ranzi, Zur Frage der Schußverletzungen der peripheren Nerven. Wiener klin. Wochenschr. 1915, Nr. 23.

[4]) Döllken, Heilung der Neuralgie und Neuritis durch Bakterientoxine. Berl. klin. Wochenschr. 1914, Nr. 46, 47.

bindung der ätiologisch wirksamen neurotropen Substanzen mit dem Nervengewebe gesprengt und statt dessen eine neue festere und unschädliche Bindung
des Bakterienproduktes an die frei gewordenen Teilchen des Nervengewebes
herbeigeführt werden. Auf diese Weise wird sogar nach den Angaben eine Art
Resistenzerhöhung des Nerven erreicht.

Schon aus der Darstellung dieses Wirkungsmechanismus des Vaccineurins geht hervor, daß die Schußneuritis, für die ja, wie gezeigt
wurde, die bakterielle Entstehungsursache nur verschwindende Wahrscheinlichkeit besitzt, kaum ein geeignetes Anwendungsfeld des Mittels
sein kann. Wir hatten trotzdem in der letzten Zeit bei drei Fällen von
Nervenschußschmerzen die Vaccineurinbehandlung probeweise durch-
geführt. Es wurden je 18 Einspritzungen in 2—3tägigen Zwischenräumen gegeben, in einem Falle regelmäßig intravenös. Zweimal
(Schußneuritis nach Medianusprellschuß und nach Femoralisprellschuß)
war die Behandlung ohne jeden Einfluß auf Schmerzen oder Lähmungen.
Dagegen wurden fast regelmäßig vorübergehende Schmerzsteigerungen
nach den Injektionen beobachtet. Einmal trat bei einem Kommotionsschuß des Medianus und Ulnaris mit starken Schmerzen während der
zweiten Einspritzungsreihe geringfügige Besserung der Neuritisschmerzen
auf, die aber weiterhin nicht zunahmen, und von der es zweifelhaft
blieb, ob sie nicht vielmehr einer kurze Zeit vor der Vaccineurinbehandlung vorgenommenen Endoneurolyse zuzuschreiben war. Sichere und
prompte Wirkungen des Vaccineurins auf den Nervenschußschmerz
haben wir somit nicht gesehen.

Wo der Nervenschußschmerz wirklich bösartig auftritt, wo vor
allem in den anfallsartigen Steigerungen neuralgischer Art ein Höchst-
maß von Schmerzentwicklung besteht, da muß nun allerdings doch
noch anders Abhilfe geschaffen werden, als es mit den bisher genannten Mitteln geschehen kann. Für solche schweren Schmerzzustände und ihre anfallsweisen Verschlimmerungen
gibt es per os nur ein Mittel — das Morphium! Nur
dieses und seine Präparate vermögen unter solchen Umständen
dem Schmerzgepeinigten Linderung, dem von jedem Schlaf Ge-
flohenen wenigstens einige Stunden Nachtruhe zu gewähren. Wichtig
ist nur eins: man darf solchem Übermaß schmerzhafter Nervenreizung
gegenüber nicht knickerig und kleinlich in der Morphindarreichung
sein! Dem Kranken, den die ununterbrochenen Schmerzen zermürben
und zur Verzweiflung bringen, ist nur geholfen, wenn er für einige Zeit
— wenn auch nur kurze Zeit — wirklich schmerzfrei ist, wenn er
einmal richtig wieder schlafen kann. Jeder Kranke mit längerer
Leidensgeschichte, der die Morphinbehandlung kennt, hat das erfahren
und sagt es meist von selbst. Eine mäßige Abstumpfung des Schmerz-
gefühles durch kleine Dosen bedeutet bei schlimmeren Graden von
Schußschmerzen keineswegs eine genügende Erleichterung, nur große

Dosen können das erzielen. Man muß die Schmerzfälle miterlebt haben, von denen Denk[1]) sagt, daß „selbst die höchsten zulässigen Morphindosen nur für 1—2 Stunden Erleichterung brachten", um von der Notwendigkeit eines heroischen Vorgehens überzeugt zu sein.

Man wird mir die Gefahr der Morphiumgewöhnung, des chronischen Morphinismus entgegenhalten, deren bedenkliche Folgen der Chirurg allerdings meist weniger zu sehen bekommt. Demgegenüber stehe ich auf dem Standpunkt, daß die Schußneuritis ein in begrenztem Zeitraum spontan ablaufendes, nicht rezidivierendes und vor allem durch geeignete Behandlung heilbares oder mindestens erheblich abkürzbares Leiden ist. Die Gefahr der chronischen Morphiumgewöhnung ist infolgedessen doch wohl nicht so groß, und die Möglichkeit späterer Abgewöhnung doch sehr erleichtert durch den Wegfall des ursächlichen Momentes: des Schmerzes. Es kommt nur darauf an, daß man von dem Zeitpunkt an, wo die Schmerzen abzuklingen beginnen, das Morphium schrittweise und zielbewußt entzieht. Dann ist wohl in jedem Falle die Entwöhnung schneller erreicht als die vollendete Heilung und keiner der wiedergesundenden Menschen im besten Lebensalter wird als Morphinist das Lazarett verlassen. Wir können das auf Grund wiederholter eigener Erfahrungen sagen.

Die medikamentöse Behandlung des Nervenschußschmerzes umfaßt schließlich noch eine besondere Gruppe von Verfahren, bei denen das wirkende Mittel nicht per os dem Körper zugeführt, sondern in den erkrankten Nerven selbst oder seine Umgebung eingespritzt wird. Es handelt sich da hauptsächlich um Mittel der Lokalanästhesie, die zunächst nur zur vorübergehenden Leitungsunterbrechung und Schmerzblockierung in den zentralen Nervenabschnitt injiziert werden, unter Umständen aber auch zur Entfaltung von heilender Dauerwirkung benutzt werden können.

Das in dieser Richtung am weitesten ausholende Verfahren ist das der epiduralen Injektion. Es sind dazu schwache Novocain-Suprareninlösungen und wiederholt einzuspritzende physiologische und hypertonische Kochsalzlösungen empfohlen worden. Natürlich kommt die epidurale Einspritzungsbehandlung nur bei Nervenschmerzen im unteren Körperabschnitt in Frage. Sie ist dafür — z. B. als Ischiasbehandlung — von der Friedenspraxis her nicht unbekannt (Cathelin). Bei Schußschmerzen will Rothmann (l. c.) von epiduralen Injektionen dünner Novocainlösung oder physiologischer Kochsalzlösung „außerordentlich gute", schmerzstillende Wirkungen gesehen haben, über deren Dauer er allerdings nichts angibt. Oppenheim[2]) hat dasselbe Ver-

---

[1]) Denk, Über Schußverletzungen der Nerven. Bruns Beiträge **91**, 217.

[2]) Oppenheim, Berliner med. Gesellsch., Sitzg. v. 6. I. 1915. Berliner klin. Wochenschr. 1915, S. 90.

fahren bei Nervenschußschmerzen „vergebens" angewandt. Für die Einspritzungen dürfte sich am meisten die von Läwen[1]) empfohlene Grossche Lösung (1—2 proz. Novocain-Bicarbonat) eignen. Läwen und Langbein[2]) haben damit sehr gute Erfolge bei Ischias gesehen. Grasset und Rimbaud[3]) führten die epidurale Behandlung von Neuritis und Neuralgien so durch, daß sie mit einer ganz dünnen Novocain-Kochsalzlösung beginnen und dann in 3—4 tägigen Pausen hypertonische Kochsalzlösungen nachspritzen. Bei 4—5 maliger Wiederholung der Einspritzung soll stets der gewünschte Erfolg eingetreten sein. Zu Versuchen der Schußschmerzbehandlung mit epiduralen Injektionen ist auf Grund dieser vorliegenden Erfahrungen bei geeigneten Fällen unbedingt zu raten.

Praktisch von gleicher Wichtigkeit wie die epiduralen Injektionen und technisch einfacher sind die peri- und endoneuralen Einspritzungen in den schmerzbehafteten Nervenstamm. Auch sie bedeuten keineswegs etwas Neues, sondern sind aus der klinischen Behandlung der Ischias und der Neuralgien des Plexus brachialis genügend bekannt [Többen[4])]. Ihre Erfolge bei der Schußneuritis werden von Oppenheim vermißt, von anderer Seite (Kaiser, Rothmann, Bernhardt) hervorgehoben.

Wir selbst haben endoneurale Injektionen von Novocain-Suprareninlösung in einer ganzen Anzahl von Fällen vorgenommen, und zwar sowohl am Verletzungsort selbst — also innerhalb des anatomisch veränderten Gebietes — als auch zentralwärts davon, über normaler Nervenstrecke. Die Novocaininfiltration des Nerven im Bereich der Schußveränderungen geschah gewöhnlich bei Gelegenheit operativer Freilegung, besonders in solchen Fällen, wo der sehr geringe pathologische Befund keinen weiteren Eingriff am Nerven (Endoneurolyse) erheischte. Die Blockierung oberhalb von der Schußstelle wurde beim Ischiadicus gewöhnlich am Glutäalrande, beim Armplexus an der von Kulenkampff angegebenen Stelle ausgeführt. Mehrere Male wurde, um eine genaueste Aufschwemmung der Nervenstämme (besonders am Plexus) zu erreichen, zur Infiltration der Nerv freigelegt. Zur Verwendung kam 1—2 proz. Novocain-Suprareninlösung in Mengen von 5—20 ccm.

---

[1]) Läwen, Über Extraduralanästhesie für chirurgische Operationen. Deutsche Zeitschr. f. Chir. **108**, 1. — Über Leitungsanästhesie an der unteren Extremität usw. Deutsche Zeitschr. f. Chir. **111**, 252.

[2]) Langbein, Beitrag zur Behandlung der Ischias mit epiduralen Injektionen. Deutsche med. Wochenschr. 1913, Nr. 1.

[3]) Grasset und Rimbaud, zit. Centralbl. f. d. ges. Chir. 1913, II, S. 624.

[4]) Többen, Die Beeinflussung der Neuralgie des Plexus brachialis durch Kulenkampffsche Anästhesie. Münch. med. Wochenschr. 1913, Nr. 34.

Das Ergebnis **beider** Injektionsverfahren stimmte überein. Es trat nach der Einspritzung regelmäßig promptes Verschwinden aller Schmerzen ein, ein Zustand, der 6—24 Stunden anhielt. Gewöhnlich begann stärkere Schmerzrückkehr nach etwa 10—12 Stunden. Maßgebend für die Dauer der schmerzfreien Periode war augenscheinlich die Menge der eingespritzten Lösung. Reizerscheinungen (Reizsteigerung) wurden nie gesehen.

Interessant waren einige **Nebenbeobachtungen.** Die periphere Sensibilität blieb auch während der Zeit völliger Schmerzaufhebung vielfach erhalten oder kehrte, wenn sie anfänglich geschwunden war, stets früher zurück als die Schmerzempfindung. (Natürlich gilt das nur von Verletzungen, bei denen am Schußort die Nervenleitung nicht völlig unterbrochen war.) Ebenso blieb die periphere Bewegungsleitung, wo sie noch in Resten bestand, durch die Einspritzung häufig fast ungelähmt. In einzelnen Fällen konnte nach der Schmerzblockierung festgestellt werden, daß an Hand oder Fuß geringe aktive Bewegungsreste vorlagen, die vorher nicht nachzuweisen waren, weil die Schmerzen jeden aktiven Bewegungsversuch unterdrückten. Periphere Hyperästhesien und Hyperalgesien waren und blieben zusammen mit den Spontanschmerzen verschwunden! Wo vor der Einspritzung jene neuralgiformen Schmerzen bestanden, die blitzartig das ganze Glied, auch oberhalb der Verletzungsstelle zu durchreißen schienen, waren auch diese für die bestimmte Zeitdauer verschwunden, zum Zeichen, daß sie nicht etwa der ganzen Nervenbahn entstammten, sondern nur von der Verletzungsstelle ausstrahlten.

Eine **Dauerwirkung** der endoneuralen Novocaininjektionen im Sinne einer nachhaltig herabgestimmten Schmerzhaftigkeit des Nerven trat nach den einmaligen Anwendungen nie sicher erkennbar ein. Auch bei mehrmaligen Wiederholungen der Einspritzung in Zwischenräumen von einigen Tagen waren eigentlich immer nur die flüchtigen Erscheinungen der Einzeleinspritzung, aber keine den Gesamtcharakter des Nervenschmerzes abändernde Wirkung zu beobachten. Immerhin war dem Kranken sowohl wie dem Arzte unter Umständen schon viel gedient, wenn sich mit einer solchen Einspritzung ein besonders heftiger Schmerzanfall unterbrechen und für mehrere Stunden Schmerzfreiheit schaffen ließ. Der mehrfach schon genannte Fall 9 ist in dieser Hinsicht bemerkenswert, weil hier, nachdem gegenüber den ungeheuren neuralgiformen Schmerzzuständen Morphium in hohen Dosen versagte, mit der Novocainblockierung immer wieder prompt geholfen werden konnte. Allerdings sahen wir in demselben Fall schließlich merkwürdige **Nebenerscheinungen** der Injektionen auftreten, die wohl nur als Novocainvergiftung aufgefaßt werden können.

Fall 9 (Vorgeschichte und klinischen Verlauf s. vorn S. 28). Es wurden dem Kranken im Lauf von 2 Monaten 8 Einspritzungen in den Supraclavicular-

plexus nach Kulenkampff gemacht. Jede Injektion enthielt 20 ccm einer
2 proz. Novocain-Supraninlösung. Der Erfolg trat meist sofort — nach 2 bis
3 Minuten — ein und bewirkte nach einigen weiteren Minuten absolute Schmerzlosigkeit mit verschieden starker Sensibilitätslähmung am Arm. Nach der letzten
von 4 Injektionen, die in Zwischenräumen von 5—6 Tagen vorgenommen werden
mußten, trat anfallsartig ein eigentümlicher Zustand auf. Der Kranke bekam
plötzlich einen hochroten Kopf, Übelkeit und Brechreiz, außerdem Sehstörungen,
so daß er z. B. nicht mehr lesen konnte und ausgesprochenes Gelbsehen. All-
gemeines Elendigkeitsgefühl begleitete den Zustand, der mehrere Stunden anhielt
und sich etwa eine Woche lang täglich 2—3 mal ohne erkennbaren Anlaß wiederholte. Die immer wiederkehrenden neuralgieartigen Schmerzanfälle schienen
mit jenem Krankheitsbild in keinerlei Beziehung zu stehen.

Es sei noch bemerkt, daß bei diesem Kranken, bei dem die Novocaininjektionen
am längsten fortgesetzt worden waren, zum Schluß der zweimonatigen
Behandlung in der Tat die Schmerzanfälle ihren schweren Charakter verloren hatten und leichter, kürzer und seltener auftraten.
Ob daran die Einspritzungen oder vielleicht die in derselben Zeit sehr veränderten Wundverhältnisse mehr teil hatten, ist schwer zu entscheiden.

Bei einem Soldaten, der wegen eines Nervenschusses der Ellenbeuge
mit neuritischen Schmerzen im Medianus in einem anderen Lazarett
5 Tage hintereinander mit intraneuralen Einspritzungen von 1 proz. Novocainlösung behandelt worden war, beobachteten wir übrigens auch
eine mehrere Tage anhaltende Sehstörung in Form eines rötlichen
Flimmerns vor den Augen — offenbar auch Novocainwirkung.

Von französischer Seite sind während des Krieges durch Sicard[1])
endoneurale Alkoholinjektionen zur Bekämpfung von Nervenschußschmerzen empfohlen worden. Die Schußstelle des Nerven wird
dazu freigelegt, von „vorhandenen narbigen Einschließungen befreit"
und 1—2 ccm 60—80 proz. Alkohols in den Nerv eingespritzt. Die Erfolge werden als gut gerühmt. Über die Einwirkung des Alkohols auf
den motorischen Nervenanteil ist aus dem Referat nichts zu ersehen.
Im allgemeinen sind ja die Alkoholeinspritzungen am gemischten Nerven
wegen der Gefahr unerwünschter motorischer Lähmungen verpönt.
Besondere Umstände, die später noch besprochen werden, dürften sie
jedoch bei manchen schweren Schußneuritiden rechtfertigen.

Bei einem zusammenfassenden Rückblick über die in der Literatur
bekanntgegebenen und selbst gemachten Erfahrungen mit der gesamten
Injektionsbehandlung will es mir scheinen, als ob die Heilerfolge bei
der Schußneuritis viel weniger günstig seien, als bei den in der Friedenspraxis vorkommenden schmerzhaften Nervenentzündungen und peripheren Neuralgien. Die so andersgeartete pathologische Natur, vielleicht auch die durchschnittlich viel größere Heftigkeit der Nervenschußschmerzen müssen dafür wohl Ursache sein.

[1]) J. A. Sicard, Behandlung schmerzhafter Kriegsneuritiden durch lokale
Alkoholinjektionen der Nerven. La presse méd. 1916, Nr. 31. Ref.: Berliner
klin. Wochenschr. 1916, S. 903.

3. Operative Behandlung.

Als Übergang zu den blutigen Behandlungsmethoden der Schußneuritits ist zunächst noch ein unblutiges, aber auch mechanisch angreifendes Verfahren kurz zu nennen: die Nervendehnung. Sie steht auch deshalb der operativen Behandlung nahe, weil sie nur in Narkose auszuführen ist.

Wie die Mehrzahl der vorgenannten Heilmaßnahmen aus der Friedenspraxis, speziell aus der Ischiadicusbehandlung übernommen, ist ihre Anwendung bei Nervenschußschmerzen vorzüglich von Brunzel[1]) empfohlen worden. Er hatte 3 mal bei heftigen Ischiadicusschmerzen durch stumpfe Nervendehnung zuerst erhebliche Besserung und nach 8—10 Tagen Schwinden der Schmerzen. Loewenthal (l. c.) versuchte die gleiche Behandlung ohne Erfolg. Wir haben in 4 Fällen mit Ischiadicusschmerzen durch Schuß Gelegenheit genommen, die Methode nachzuprüfen, sogar zu wiederholten Malen. Das Ergebnis war recht ungleich. Wirkungen wie Brunzel sie beschreibt, sahen wir nicht. Der beste Erfolg trat bei einem Falle mit Spätschmerzen ein, die sich erst 6 Wochen nach der Verletzung entwickelt hatten. Während der Dehnung fühlte und hörte man an der noch nicht ganz verheilten, breiten Schußnarbe ein deutliches Einreißen von Verwachsungen. Beim Erwachen aus der Narkose bestand Schmerzfreiheit, die bis zum Abend anhielt. Auch in den nächsten 5 Tagen waren die Schmerzen geringer als vor der Dehnung, erhoben sich dann aber wieder zur alten Heftigkeit. In zwei anderen gedehnten Fällen erfolgte Schmerzlinderung für 6—12 Stunden, zwei weitere Fälle zeigten überhaupt keine Beeinflussung. Einer davon erwies sich allerdings bei der späteren Operation als Abschuß. Ich glaube, daß der anzuerkennende, wenn auch vorübergehende Erfolg im erstgenannten Falle auf der Dehnung und Zerreißung perineuraler Narben beruhte, die — es lag ja Spätschmerz nach langdauernder Wundeiterung vor — den Ischiadicus zusammenschnürten. Das Verfahren stellte hier gewissermaßen eine Art unblutige Neurolyse vor. Vielleicht dürften für Dehnungsversuche vorwiegend solche Fälle auszusuchen sein.

Wenden wir uns schließlich den rein operativen Behandlungsarten zu:

Es bedarf kaum der Erwähnung, daß die Operationsmethoden, die uns für Bekämpfung der Nervenschußschmerzen zur Verfügung stehen, natürlich die gleichen sind, wie die, welche wir für die schmerzfreien Nervenschußverletzungen zur Beseitigung von Lähmungen anwenden.

---

[1]) Brunzel, Über die Behandlung der Ischiadicusschmerzen nach Schußverletzungen mit Nervendehnung. Münch. med. Wochenschr. 1915, Nr. 26.

In den allermeisten Fällen wird ja die vorzunehmende Operation die Verfolgung beider Ziele nebeneinander im Auge haben müssen.

Das allgemeine operative Verfahren schlägt 3 Wege ein:

1. Die Ausbettung des mit der narbigen Umgebung mehr oder weniger festverbackenen und umwachsenen Nerven aus diesen Narben = einfache oder perineurale Neurolyse.

2. Aufspaltung des veränderten Nervenepineuriums und vorsichtige Aufbündelung und Auslösung der feinen Nervenkabel aus ihren endoneuralen Verlötungen und Vernarbungen = endoneurale Neurolyse.

3. Ausschneidung der anscheinend unheilbar verletzten Nervenstrecke und Nahtvereinigung der Schnittflächen = Resektion und Nervennaht.

Die Indikationen für das eine oder andere Operationsverfahren werden, abgesehen von dem groben anatomischen Befunde, in der Hauptsache vorgeschrieben sein durch die Störungen der motorischen und sensiblen Leitungsfähigkeit, bzw. durch das Verhalten des Nerven bei elektrischer Prüfung. Einen Nerven mit teilweise erhaltener peripherer Motilität und Sensibilität und leidlich guter elektrischer Leitung wird man z. B. nur ungern resezieren, auch wenn heftige Nervenschmerzen von der Verletzungsstelle ausgehen. Man wird in solchem Falle immer zunächst versuchen, mit einer Neurolyse auszukommen. Demgegenüber kann man sich bei starken Schußschmerzen und hochgradiger motorischer und sensibler Lähmung mit Störung der faradischen Erregbarkeit viel leichter zur Nervenausschneidung als dem radikaleren Heilmittel entschließen.

Die Zahl der Fälle, in denen einzig und allein die Rücksicht auf den vorhandenen Schmerzzustand das operative Vorgehen bestimmen darf, ist im ganzen gering. Es gibt aber auch solche, und wir werden später noch davon zu sprechen haben. Sie sind gekennzeichnet durch Schmerzformen, die unter allen Umständen Beseitigung erheischen, weil sie den Allgemeinzustand des Kranken aufs gefährlichste schädigen.

Darüber, daß heftige und langdauernde Schußschmerzen allein die Indikation zum Operieren abgeben können, auch wenn der übrige neurologische Befund das nicht erfordern würde, sind sich die meisten Fachleute einig, ebenso darüber, daß aus gleicher Rücksicht Operationen gelegentlich früher vorgenommen werden müssen, als dies sonst vielleicht nötig geworden wäre.

Über den Einfluß der Nervenoperationen auf die Nervenschußschmerzen sind in der Literatur verhältnismäßig wenige und meist nur kurze und allgemein gehaltene Angaben zu finden. Das Verhalten der Schmerzen nach Resektionen fand ich überhaupt nicht berücksichtigt. Nach Neurolysen — Unterscheidungen zwischen perineuraler und endoneuraler Neurolyse waren nirgends gemacht — wurden überwiegend zufriedenstellende Besserungen der Schmerzzustände gesehen. Den optimistischten Standpunkt vertritt Kirschner[1]). Er sagt „ausnahmslos sehr befriedigend waren die Erfolge der Neurolyse. Wurde der Eingriff wegen starker Schmerzen vorgenommen, so waren die Schmerzen sofort nach der Operation wie abgeschnitten und kehrten nicht wieder". Thöle (l. c.) bemerkt dazu, meines Erachtens mit Recht, daß die Erfolge „doch nicht immer so sicher und glänzend sind" wie Kirschner meint. Thöle sah, daß „manchmal die Schmerzen auch nach einfacher Neurolyse bestehen bleiben oder wiederkehren, wenn außer Scheidennarbe noch spindelförmige Verdickung vorlag". Voelcker (l. c.) berichtet von Neurolysen, nach denen „quälende Neuralgien mit Sicherheit verschwunden waren". Schwere Narbenschmerzen, die Denk (l. c.) beobachtete, hörten „in der Mehrzahl der Fälle wie mit einem Schlage auf, nur in 3 Fällen kam es nach mehrtägigem schmerzfreiem Intervall wieder zu Neuralgien, die bei 2 Verletzten nur gering waren, bei 3 aber so heftig, daß nach 2 Monaten erneut operiert werden mußte". Nach Loewenthal (l. c.) beseitigt die Neurolyse „zunächst wohl immer die Schmerzen, nicht aber die Hyperästhesie von Handfläche und Fußsohle". Bruns[2]) bezeichnet die Ergebnisse der Neurolyse gegenüber Schußschmerzen als verschieden. Er beobachtete selbst 2 mal gute, einmal keine Besserung. Cassirer[3]) endlich hat von der Neurolyse im allgemeinen keine guten Erfolge in bezug auf Schmerzbeseitigung gesehen.

Unsere eigenen Erfahrungen über die Operationserfolge bei Nervenschußschmerzen gründen sich auf 52 Fälle, die so lange in Behandlung oder Beobachtung behalten werden konnten, daß man den Verlauf nach der Operation mindestens für $1/4$ Jahr verfolgen konnte. Darunter sind 22 einfache Neurolysen (perineurale Neurolysen), 9 endoneurale oder nur epineurale Neurolysen und 21 Resektionsfälle. Augenblickserfolge — das sei hier gleich vorausgenommen — d. h. vollständige Schmerzbeseitigung unmittelbar von der Operation ab, haben wir (abgesehen von 2 Fällen, die in anderen Zusammenhang gehören) keinmal erlebt. Im allgemeinen ließ sich bemerken, daß bei Schmerzzuständen, die schon vor der Operation Neigung zu spontaner Rück-

[1]) Kirschner, Über Schußverletzungen der peripheren Nerven. Deutsche med. Wochenschr. 1915, S. 313.

[2]) Bruns, Über die Indikationen zu den therapeutischen, speziell den chirurgischen Maßnahmen bei den Kriegsverletzungen des Nervensystems und über die Prognose von diesen Verletzungen usw. Berliner klin. Wochenschr. 1915, Nr. 38.

[3]) Cassirer, Indikation und Erfolge bei der operativen Behandlung der Kriegsverletzungen des peripheren Nervensystems. Berliner klin. Wochenschr. 1916, Heft 9.

bildung zeigten, der Operationserfolg besonders prompt und rasch war. Am wenigsten war eine Wirkung der Operation zu erwarten bei den Kommotionsschüssen mit ganz geringem oder annähernd negativem anatomischem Befunde. Hier war gewöhnlich am Nerven gar nichts zu machen, und so sehen wir, daß diese Verletzungsformen ihre meist nicht unbeträchtlichen Schmerzen beinahe immer unbeeinflußt durch die Operation behielten.

In den ersten Tagen nach der Operation war das Verhalten der Nervenschmerzen außerordentlich verschieden, sowohl bei den Neurolysen, wie bei den Resektionen. Jedenfalls kann der Schmerzzustand in dieser allerersten Zeit keinen Anhaltspunkt geben für die weitere Wirkung des vollzogenen Eingriffes. Man sieht starke Schmerzsteigerungen nach der Operation, die 6, ja 10 Tage anhalten und dann einer rasch und haltlos fortschreitenden Abnahme Platz machen. Das Umgekehrte ist allerdings häufiger. Meistens tritt zunächst ein kurzes, zwei- oder dreitägiges, gänzlich schmerzfreies Intervall auf, auch bei solchen Fällen, die weiterhin gar keine postoperative Besserung aufweisen oder gar länger anhaltende Verschlimmerungen der Schmerzen bekommen. Vollkommene und dauernde Schmerzfreiheit — also Heilung der Schußschmerzen — wurde frühestens 2 Wochen nach der Operation erreicht. Es lag Neurolyse nach Plexusprellschuß mit mäßiger perineuraler Narbenumwachsung des Nerven vor. Drei weitere einfache Neurolysen führten in 3, 4 und 6 Wochen Heilung herbei, zwei Resektionen in 5 Wochen.

Im einzelnen ist von den verschiedenen Operationsverfahren folgendes zu bemerken:

Unter den 22 einfachen, perineuralen Neurolysen sind nur 3 eigentliche Versager in bezug auf Schmerzbeseitigung zu verzeichnen (= 14%). Sie zeigten sich nach 5, 9 und 10 Monaten noch ohne jede Zustandsänderung. Drei andere Fälle hatten 1 und $1^1/_2$ Jahre nach der Operation ihre Schmerzen, obwohl erheblich gebessert, noch nicht ganz verloren. Im Durchschnitt vergingen nach gewöhnlicher Nervenausbettung drei bis fünf Monate, ehe einwandfreie Heilung erreicht war. Beachtenswert ist an unserem Material noch eines: die Fälle, welche die raschesten und gründlichsten Fortschritte zeigten, verhielten sich in ihrem anatomisch-pathologischen Befunde ziemlich übereinstimmend. Es war bei allen recht erhebliche, zum Teil starke perineurale Narbenumklammerung vorhanden, aber nur ganz geringe endoneurale Induration. Es ist begreiflich, daß die einfache äußere Nervenauslösung da viel besser wirken muß als dort, wo vorwiegend Prozesse im Nerveninnern den Reizzustand auslösen und unterhalten.

Die Endoneurolyse erfüllt die Anforderungen einer Reizbekämpfung im **Nerveninnern** in besonderem Maße. Wieviel wirkungsvoller sie darin sein kann als die perineurale Nervenlösung, geht aus folgendem Beispiel hervor:

Fall 17. Musketier W. (Näheres über Vorgeschichte und Befund s. vorn S. 48). Prellschuß des Armplexus in Achselhöhle mit schwersten Schmerzen. 4 Monate nach Verwundung erste Operation: „Der Nerv findet sich in straffes Bindegewebe eingebettet, von Narbensträngen umschnürt und im Innern verhärtet." Auslösung aus den Narben. Danach keine Spur von Besserung, obwohl ¼ Jahr abgewartet wird. Danach wegen der Schmerzen zweite Operation. Man findet Medianus und Ulnaris in festes Narbengewebe auf 6—7 cm eingeschlossen, aber nirgends gedrückt. Der Medianus erscheint nach der Freilegung ungewöhnlich dick und derb und zeigt perlschnurartige feste Anschwellungen. Ähnlich ist der Befund am Ulnaris, nur etwas geringer ausgesprochen. Elektrische Erregbarkeit im Medianus erloschen, im Ulnaris nur peripher von der veränderten Stelle gut auslösbar. Es wird nach Aufschwemmung mit Novocainlösung die **endoneurale Aufspaltung** ausgeführt. 4 Wochen nach der Operation ganz langsamer Beginn der Besserung, die nach 8 Wochen bereits als wesentlich bezeichnet werden kann, aber erst nach 15 Monaten der Heilung nahegekommen ist.

Nach der endoneuralen Neurolyse haben wir bei unserem Material im Durchschnitt schon nach 10 bis 12 Wochen Schmerzheilung gehabt, also wesentlich früher als bei der einfachen Ausbettung. Dafür fehlen hier die Frühheilungen vollkommen. Der postoperative Verlauf hat überhaupt größere Gleichmäßigkeit. Gänzliche Mißerfolge wurden zweimal gesehen. Bezeichnenderweise war in beiden Fällen nur eine mehrfache Aufspaltung des Epineuriums (**Epineurolyse**) gemacht worden, trotzdem ausgedehnte Innennarben von 3—8 cm Länge bestanden. Im Gegensatz dazu hatte übrigens andere Male die Aufspaltung des Epineuriums zu bestem Erfolge geführt.

Man darf aus den Erfahrungen über die Neurolysen vielleicht die **Regel aufstellen, daß bei starker perineuraler Narbenumwachsung des Nerven und geringer (oder fehlender) Veränderung im Innern die einfache äußere Narbenausbettung genügt**, ganz besonders, wenn vielleicht spätes Entstandensein die Schmerzen als Narbendruckschmerzen charakterisiert, daß dagegen **bei gleichzeitiger oder überwiegender Narbenbildung im Nerveninneren die endoneurale Spaltung oder Aufbündelung vorgenommen werden sollte.**

Was endlich die Schmerzbekämpfung durch **Nervenresektion** anbelangt, so schließen sich ihre Erfolge denen der Neurolyse ziemlich eng an. Nachlaß der Schmerzen trat hier meist bald nach der Operation — etwa um die 3. bis 6. Woche — ein, doch konnte es manchmal Monate und Jahre dauern, bis auch die letzten Reste des sensiblen Reizzustandes abgeklungen waren.

Für die **Wirksamkeit** der **Resektion** ist es zweifellos von Be-

deutung, ob sie noch innerhalb der neuritisch erkrankten Nervenstrecke
oder jenseits davon im gesunden Abschnitt des zentralen Nervenstammes vorgenommen wird, weil ja, wie wir sahen, die Schmerzbildung in örtlicher Weise an den Nervenstamm gebunden zu sein scheint.
Nun sind aber der Ausschneidung des Nerven beim Operieren Grenzen
gesetzt, die von der Größe der hinterher zu erwartenden Nervenlücke,
vom Abgange höherer Seitenäste u. a. bestimmt werden. In der
Mehrzahl der Resektionsfälle, wie sie im allgemeinen vorgenommen
werden, liegt deshalb auch die Schnittfläche des zentralen
Stumpfes — auf diese allein kommt es an — nicht in vollständig nor-
malem Gebiete. Wo noch Ödem des Querschnittes besteht, wo die
Zeichnung leicht verwaschen ist oder die einzelnen Kabelquerschnitte
deutliche Quellung aufweisen, sind wir nicht in einwandfreier Höhe.
Wir lassen da am Nervenstamm von der Verletzung mitbetroffenes
Gewebe stehen, innerhalb dessen die schmerzleitenden Fasern vom
Reizzustande noch mitergriffen sein können. Wir dürfen in solchen
Fällen, in denen wenigstens die meist geschädigte (und damit meist
gereizte) Nervenstrecke entfernt ist, wohl erwarten, daß in dem stehen-
gebliebenen Rest der neuritische Reiz mit der Zeit von selbst aus-
heilt — sehen wir ja doch auch motorische und sensible Regenerationen
von solchen nicht völlig normalen Nervenstümpfen ausgehen! —, wir
dürfen nur keine prompten, augenblicklichen Heilerfolge durch
unsere Operation erwarten. Das steht mit den praktischen Ergebnissen
im Einklang: beginnende Schmerzrückbildung sahen wir in
unseren Resektionsfällen nicht vor der zweiten Woche,
völligen Schmerzschwund im frühesten Falle 5 Wochen nach
der Operation.

In Verfolgung des ausgeführten Gedankenganges muß man dazu
kommen, unter Umständen zu ganz radikalen Nervenresektionen sich zu entschließen, Nervenresektionen, nach denen Aussicht auf Nahtvereinigung bestimmt nicht mehr besteht. Da bekanntlich
alle bislang geübten und bekanntgegebenen Methoden der Defektüber-
brückung am Nerven sichere funktionelle Ergebnisse haben vermissen
lassen, so ist eine solche weitreichende Nervenausschneidung notwendigerweise gleichbedeutend zu betrachten mit dem Verzicht auf jede
weitere Funktion des Nerven.

Natürlich kann ein solcher Entschluß nur gestützt sein durch die
dringendsten Indikationen. Als solche sind aber in einzelnen
Fällen Nervenschußschmerzen zu betrachten, die das Maß des Durch-
schnittlichen unerhört überragen, die allen Behandlungen trotzen und
durch ihre Gewaltsamkeit und zeitliche Dauer den Kranken mehr
und mehr zerrütten. Solche Krankheitsbilder sind weiter vorn geschildert.
Wenn die Frage der unbedingten Schmerzbeseitigung sich so brutal in

den Vordergrund drängt, darf sie allein für die Entscheidung des
ärztlichen Handelns bestimmend werden. Die rücksichtslos weite
Nervenresektion zur Schmerzbeseitigung wird natürlich da um so
näher liegen, wo durch die Verletzung schon eine völlige Leitungsstörung (z. B. Abschuß) bestand. Jedoch auch dort, wo Teile der motorischen und sensiblen Leitung noch arbeiten, oder wo die elektrische
Erregbarkeit auf gewisse Wiederherstellung hoffen läßt, muß die Berechtigung der radikalen Nervenausschneidung anerkannt werden —
unter zwei Bedingungen: daß erstens die Schmerzen bei schußort-
ferner, zentraler Durchschneidung und Resektion auch sicher verschwinden und zweitens wir Hilfsmittel zur Verfügung haben, um den
Funktionsverlust des geopferten Nerven möglichst auszugleichen. Die
erste Bedingung wird immer dann gegeben sein, wenn der Nerv nicht
zu hoch am Stamm verletzt ist, so daß zu weitausholender, zentraler
Ausschneidung genügend Platz vorhanden ist. Die zweite Bedingung
findet sich erfüllt, wenn wir in der Lage sind, den Ausfall der motorischen Nervenleitung durch periphere Sehnenplastiken oder Muskel-
überpflanzungen zu ersetzen. Damit sind natürlich der Verwendbarkeit
des operativen Radikalverfahrens am peripheren Nerven gewisse
Schranken gesetzt. Am geeignetsten bleiben Ischiadicusschüsse, Peroneusschüsse und Einzelverletzungen der Armnerven am Ober- oder
Unterarm.

An unserer Klinik wurden bislang zweimal derartige Radikal-
resektionen aus den besprochenen Indikationen von Herrn Generaloberarzt Prof. Perthes ausgeführt. Der Erfolg war so vollkommen, daß
wir in geeigneten Fällen ohne Bedenken eine Wiederholung vorzunehmen
geneigt sind. Es handelte sich um die beiden schon in anderem Zusammenhang beschriebenen Fälle 15 und 16. Das an den Kranken-
geschichten hier besonders Interessierende soll noch nachgetragen
werden:

Fall 15. Reservist Sch. Ischiadicusprellschuß, der seit der 22 Monate zurück-
liegenden Verletzung ununterbrochen die schwersten Nervenschmerzen hat. Psy-
chisches Verhalten ist durch die Schmerzen schwer beeinträchtigt. Fuß und Zehen
aktiv unbeweglich. Hochgradige Hyperästhesie und Hyperalgesie an Unterschenkel und Fuß. Die galvanische Erregbarkeit fehlt im Peroneus- und Tibialisgebiet auch bei stärksten Strömen.

Bei der Operation findet sich in Höhe der Schußnarbe eine verdickte und
verhärtete Stelle am Nerven, weiter unten noch eine feste narbige Einschnürung,
die den Nerven an die Umgebung fesselt und beim Durchtrennen mit dem Messer
knirscht. Unterhalb der Verletzungsstelle in der Kniekehle ergibt die faradische
Reizung des Tibialis deutliche Plantarbeugung des Fußes, die Reizung des Peroneus bleibt ohne Erfolg. Oberhalb der Schußstelle, gleichfalls im Bereich normaler
Nervenbeschaffenheit, hat elektrische Reizung (wie unten) schwache Reaktion
im Tibialisgebiet und Versagen des Peroneusgebietes zur Folge. Bei Reizung
im Narbenbereich an der Außenseite des Ischiadicus wird Beugung der Großzehe
und Spur Beugung der 4. und 5. beobachtet.

Der Nerv selbst zeigt an der Schußstelle eine spindelige Verdickung. Sein peronealer Anteil ist vollständig durchschossen, die Stumpfenden liegen 3 cm voneinander.

Zur Resektion wird der Nerv zentralwärts unterhalb der elektrisch bestimmten Abgangsstelle der Äste zum Semitendinosus, peripherwärts in der Kniekehle durchschnitten. Dabei schwache Zuckungen in der Wadenmuskulatur. Der zentrale Nervenquerschnitt zeigt absolut normales Aussehen! Die entstandene Nervenlücke beträgt am Peroneus 13, am Tibialis 14 cm.

In derselben Narkose Sicherung der Fußstellung und Funktion durch Achillotomie (es bestand Spitzfußcontractur!) und Tenodese des Tibialis anterior und Peroneus longus an der Tibia. Der Fuß hält sich danach von selbst in normaler Mittelstellung.

Vom Erwachen aus der Narkose ab vollständiges und dauerndes Verschwundensein der Nervenschmerzen.

Fall 16. Jäger N. (Einzelheiten der Vorgeschichte und des Befundes s. S. 47 und S. 56.) Ischiadicusprellschuß mit erhaltenen Resten aktiver Plantarflexion von Fuß und Zehen und völlig erhaltener Sensibilität an Fuß und Zehen (Wechsel von hyperästhetischen mit hypästhetischen Zonen). Allerschwerste Nervenschmerzen.

Nachdem stumpfe Nervendehnung, Novocaininfiltrationen und endoneurale Neurolyse erfolglos waren, wird — 3 Monate nach der Verletzung — die radikale Resektion vorgenommen. Durchschneidung des Ischiadicus zentral weit im Gesunden (dicht unter Abgangsstelle der Bicepsäste). Das ausgeschnittene Nervenstück ist 16 cm lang. (Histologischer Befund s. S. 56.) Nach der Operation keine Spur von Schmerzen mehr. 6 Monate später derselbe schmerzfreie Zustand. Durch eine nach der Nervenoperation ausgeführte Sehnenplastik am Fuß ist tadelloser Gang erzielt.

Es braucht nicht wunderzunehmen, wenn in verzweifelten Fällen ganz hoher, in Wirbelsäulennähe sitzender Nervenschüsse mit schweren Schußschmerzen die operative Technik ganz zentral anzugreifen sich bemüht. In Frage kämen Operationen wie die Resektion der hinteren Rückenmarkwurzeln nach Foerster und Guleke. Man darf hoffen, daß bei Schußneuritiden, wo die verletzten und schmerzenden Nervenstämme doch zumeist gut bestimmbar sind, die Auswahl der zu durchschneidenden Wurzeln besser und genauer möglich ist, als bei den idiopathischen peripheren Neuralgien und Neuritiden, und daß damit auch die Heilerfolge bessere sein dürften, als in jenen Fällen (vgl. Foerster, Wiener klin. Wochenschr. 1912, Nr. 25).

Den Schritt von der Theorie zur Praxis hat Hofmeister[1]) hier gemacht, indem er eine Schußverletzung des 3. Cervicalnerven mit äußerst hartnäckigen und quälenden neuralgiformen Schmerzen durch Resektion der Nervenwurzel und Ausrottung des Ganglionrestes erfolgreich operierte. Es besteht kein Zweifel, daß dieses Vorgehen in geeigneten Fällen durchaus nachahmenswert ist.

---

[1]) v. Hofmeister, Schwere Schußneuralgie des 3. Cervicalnerven. Heilung durch Operation. Bruns Beiträge **103**, 211.

Noch weitergehende Vorschläge stammen von Rothmann[1]). Er rät in den schwersten hoffnungslosen Schmerzfällen nach Schüssen der unteren Gliedmaßen zur einseitigen oder doppelseitigen Durchschneidung des Vorderseitenstranges im Rückenmark nach dem Vorgehen von Spiller und Martin in Amerika. Es fällt durch diesen Eingriff die Schmerzempfindung der gekreuzten Körperseite zusammen mit dem Temperatursinn von der gewollten Höhe ab aus. Damit sind die Schmerzen natürlich beseitigt. Die zurückbleibende Analgesie kann, wie Beispiele von Syringomyelie oder Rückenmarkstichverletzungen lehren, ohne wesentlichen Schaden ertragen werden. Glücklicherweise werden Fälle, wo solche verzweifelten Operationen zu erwägen sind, immer zu den äußersten Seltenheiten gehören.

Eines steht zum Schlusse fest: die Vielheit und Vielgestaltigkeit der Wege, die zur Behandlung der Nervenschußschmerzen bisher beschritten worden sind, ist nicht bedeutungslos. Sie beweist besser als vieles andere, daß wir hier ein Leiden vor uns haben, welches an Bösartigkeit und Hartnäckigkeit unter Umständen nichts zu wünschen übrigläßt.

Vielleicht ist in dieser Hinsicht der Nervenschußschmerz ein nicht ungetreues Abbild des modernen Krieges, dessen ureigenes Produkt er letzten Endes ja auch darstellt.

---

[1]) Rothmann, Berliner klin. Wochenschr. 1915, S. 90.